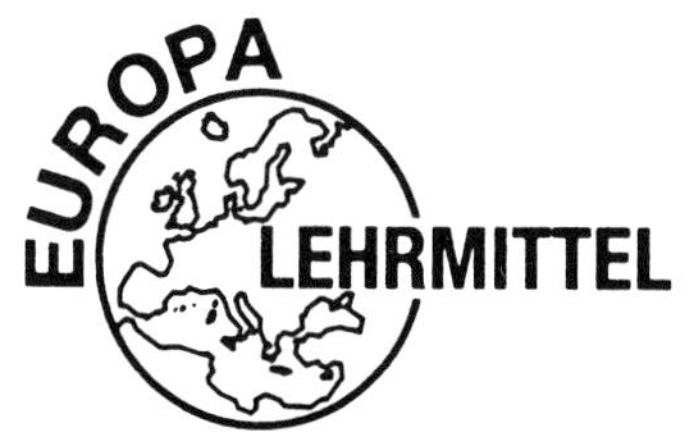

EUROPA-FACHBUCHREIHE
für Berufe im Gesundheitswesen

Lernspiele
Gesundheit und Pflege

von
Frank Wachsmann
Tanja Grenz

VERLAG EUROPA-LEHRMITTEL · Nourney, Vollmer GmbH & Co. KG
Düsselberger Straße 23 · 42781 Haan-Gruiten

Europa-Nr.: 60044

Autoren:

Frank Wachsmann Peine
Tanja Grenz Hannover

Verlagslektorat:

Anke Vöpel

Zeichnungen:

Wolfgang Herzig, 45134 Essen
Punkt für Punkt GmbH · Mediendesign, 40237 Düsseldorf

Quellenangabe:

Verwendung der UNO-Aktionskarte „Joker" mit freundlicher Genehmigung der Mattel GmbH

Das vorliegende Buch wurde auf Grundlage der aktuellen amtlichen Rechtschreibregeln erstellt.

1. Auflage 2011

Druck 5 4 3 2 1

Alle Drucke derselben Auflage sind parallel einsetzbar, da bis auf die Behebung von Druckfehlern untereinander unverändert.

ISBN 978-3-8085-6004-4

Umschlag: braunwerbeagentur, 42477 Radevormwald
Satz: Punkt für Punkt GmbH · Mediendesign, 40237 Düsseldorf
Druck: Konrad Triltsch, Print und digitale Medien GmbH, 97199 Ochsenfurt-Hohestadt

Vorwort

Lernspiele Gesundheit und Pflege richtet sich an alle Lehrerinnen und Lehrer, die ihren Unterricht durch Wiederholungsspiele noch abwechslungsreicher, motivierender und schülerorientierter gestalten möchten.

Durch Spielen wiederholen Ihre Schülerinnen und Schüler aktiv und selbstständig Unterrichtsinhalte. Fachinhalte werden mit bekannten Gesellschaftsspielen verbunden – Gelerntes dadurch angewendet und vertieft. Die Konsequenz: Ihre Schüler haben Spaß und Sie erhalten eine Rückmeldung über Ihren Lehrerfolg.

Allen Spielen ist eine **Kurzvorstellung** über das Spiel, die Zielgruppe und die vorausgesetzten Lerninhalte vorangestellt.

Eine nachfolgende **Materialienbox** informiert Sie übersichtlich und präzise, welche Materialien Sie in welcher Anzahl kopieren müssen. Eventuelle Zusatzmaterialien werden für Sie gesondert aufgeführt.

Anschließend erhalten Sie **didaktische** und die Spielregeln ergänzende **Hinweise**, die Ihnen die erstmalige Durchführung des jeweiligen Spieles erleichtern.

Weitere **Tipps** runden mit Erfahrungen aus der Praxis den Einstieg in die Methode ab. Wir empfehlen Ihnen, die **Spielregeln** für die Schüler parallel zu den didaktischen Hinweisen zu lesen.

Mit ***Lernspiele Gesundheit und Pflege*** können Sie ganz unterschiedliche Unterrichtsinhalte spielerisch wiederholen – ein paar Beispiele:

- **Einspruch** ist ein an das Gesellschaftsspiel **Tabu** angelehntes Spiel, welches mit Tempo und Spaß auf 126 Spielkarten Begrifflichkeiten medizinischer Schulformen wiederholt. Wie bei allen Spielen ist es wichtig, dass nicht oder falsch erklärte Begriffe im Anschluss an das Spiel reflektiert werden.
- Verschiedene **Mikroorganismen** werden über das bekannte Kartenspiel **UNO** aufgegriffen.
- **Hepatitis** ist ein übergreifender medizinischer und pflegerischer Unterrichtsinhalt. Ein ausführliches **Dominospiel** greift Definitionen, Erreger, Übertragungswege oder Präventionsmaßnahmen auf. Die Themen **Zelllehre** und **Hormonsysteme** sind ebenfalls durch ein entsprechendes **Domino** als Wiederholungsspiel im Buch zu finden.
- Sie haben in Ihrer Schulzeit auch **Schiffe versenken** gespielt? Sie verbinden diesen Spielespaß mit den **Grundbegriffen der Anatomie** auf vier unterschiedlichen Spielbrettern, lockern den Unterricht auf und wiederholen gleichzeitig „trockene Inhalte".

- ***Lernspiele Gesundheit und Pflege*** enthält gleich mehrere vollständige Kartenspiele, mit denen Sie in Ihrem Unterricht Kopf, Herz und Hand Ihrer Lerngruppe ansprechen können. **17 und 4**, **Schwarzer Peter** (Schwarze Pest), **Schwimmen** oder **UNO** greifen schülernah **allgemeine Krankheitslehre**, **Abfallentsorgung** sowie die **Notfälle Schmerz**, **Blutung**, **Schock**, **Atemnot** und **Bewusstseinsstörung** als Spielinhalt auf. Es bietet sich an, die Kartenspiele zu den verschiedenen Notfallarten durch die Eröffnung eines „Notfall-Casinos" parallel zu wiederholen.

In einigen dieser Spiele kann je nach Niveau Ihrer Klassen der Einsatz eines Lösungsblattes als Hilfestellung sinnvoll sein (siehe auch „Didaktische Hinweise" in den jeweiligen Spielen). Das vorliegende Werk verzichtet in der Regel auf Lösungsschemata, da die geforderten Erklärungen und Kriterien stark von der im Unterricht behandelten Tiefe abhängen. Bitte nutzen Sie in diesen Fällen Ihre Unterrichtsergebnisse oder tabellarische Darstellungen einschlägiger Zeitschriften oder Bücher.

- Medizinische und pflegerische Schulformen verlangen Kenntnisse über das Erkrankungsbild **Diabetes mellitus**. Das beiliegende **Puzzle** ist in kurzer Zeit durchführbar und eignet sich daher auch als didaktische Reserve oder als Möglichkeit der Binnendifferenzierung. Hier geben wir Ihnen wie im Spiel einen Lösungsvorschlag zu Ihrer Arbeitserleichterung an die Hand.
- **Höchstgebot** orientiert sich an einer bekannten Internet-Auktionsplattform und thematisiert Grundlagen von **Infektionen** durch unterschiedliche Mikroorganismen.
- Ein Spiel zur **Arzneimittellehre** finden Sie ebenso wie eine auflockernde Wiederholung zum **Halte- und Bewegungsapparat** als **Memory** in den Kopiervorlagen. Mehr Bewegung bringen Sie zu beiden Themen mit einem **Bodenmemory** in Ihre Klasse. Dazu finden Sie auf der beiliegenden CD-ROM die Spielkarten auf DIN A4 vergrößert, weiterführende Anwendungsanleitungen gibt es wie bei jedem Spiel in den didaktischen Hinweisen.
- **Stadt, Land, Medizin** ist unter anderem für spontane Vertretungsstunden geeignet, um bei gezielter Besprechung der verwendeten Begrifflichkeiten auch solche Stunden mit entsprechendem Lernerfolg zu versehen.

Bei Lernspielen steht die fachliche Wiederholung von Unterrichtsinhalten im Mittelpunkt. Die hohe Schülerselbstständigkeit der hier veröffentlichten Spiele birgt die Gefahr, dass Sie als Lehrkraft zum Teil nur schwer die Richtigkeit von Erklärungen und Definitionen überwachen können. Die jeweiligen didaktischen Hinweise geben Ihnen Tipps, wie Sie auch bei hohen Klassenstärken die Zweckorientierung der Spiele wahren können. Wichtig ist, dass alle während des Spiels erkannten fachlichen Probleme nach der Spielphase aufgegriffen und abschließend geklärt werden.

Lernspiele Gesundheit und Pflege enthält neben den Kopiervorlagen eine **CD-ROM**, auf der Sie unter anderem editierbare Vorlagen zu vielen Spielen finden. Auf einfache Art und Weise erstellen Sie individuell auf Ihre Lerngruppe zugeschnittenes Unterrichtsmaterial.

Viel Spaß und Erfolg beim Einsatz der Lernspiele in Ihrem Unterricht. Kritische Hinweise und Vorschläge, die der Weiterentwicklung des Buches dienen, nehmen wir dankbar entgegen.

Frühjahr 2011 *Autoren und Verlag*

Inhaltsverzeichnis

Kurzvorstellung und Inhalt

Die Klasse wird in zwei Teams eingeteilt. In diesen Teams wiederholen die Schüler Begriffe aus der Medizin.

Zielgruppe sind medizinische und pflegerische Schulformen.

Folgende Lerninhalte werden vorausgesetzt: Anatomie, Physiologie und Pathologie verschiedener Organsysteme, Kenntnisse in der Pharmakologie und Diagnostik.

Materialienbox

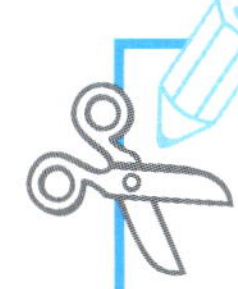

- M1 Spielregeln (auf Folie kopieren)
- M2–M15 Tabu-Spielkarten
- M16 Rückseite Spielkarten

Zusatzmaterial
- Hupe/Klingel und Sand-/Stoppuhr

Spielanleitung und didaktische Hinweise

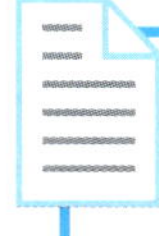

Die Klasse wird in zwei Teams aufgeteilt. Die Spielregeln sind einfach und werden am OHP visualisiert und besprochen. Besonders in den ersten Spielminuten bewährt es sich, den OHP parallel laufen zu lassen, damit eventuell auftretende Rückfragen zur Vorgehensweise selbstständig geklärt werden können.

Der Spielverlauf ergibt sich aus den Spielregeln (M1). Ziel des Spieles ist es, als Team die meisten Begriffe in der vorgegebenen Zeit zu erraten. Dafür wird die Klasse in zwei Gruppen geteilt. Ist die Klassenstärke zu hoch, kann das Spiel auch mit jeweils zwei oder drei gegnerischen Parteien gespielt werden, was die Aktivität des Einzelnen erhöht. Die Spielregeln geben vor, dass jeder Spieler nur einmal „weiter“ sagen darf. Auf die Einhaltung dieser Regel ist unbedingt zu achten, da auf diese Art und Weise die Teilnehmer motiviert werden, Erläuterungen und Umschreibungen auch wirklich zu suchen. Andernfalls läuft man Gefahr, dass besonders lernschwache Schüler sehr schnell das komplette Kartenset mit den gesuchten Begriffen „abarbeiten“.

Sie als Lehrer können sich während des Spiels Notizen machen und gewünschte Themen oder Begriffe nach der Spielphase reflektieren.

Weitere Hinweise und Tipps

- Die **Spieldauer** liegt zwischen 30 und 40 Minuten.
- Besonders **leistungsstarke Schüler** können als Beobachter den Erklärenden beisitzen und die Qualität der Lösungen überprüfen.
- Sortieren Sie **nicht unterrichtete Begriffe** vor dem Spiel aus.
- Das Spiel eignet sich gut als **Prüfungsvorbereitung**.

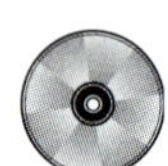

- Mit der beiliegenden **Daten-CD** erhalten sie eine exemplarische Spielkartenseite, wo Sie leicht eigene Begriffe – vielleicht auch als Gag zwischendurch Ihren eigenen Namen – hinzufügen können.

Eigene Notizen

Spielregeln

Das Spiel orientiert sich am Gesellschaftsspiel „Tabu“. Ziel des Spiels ist es, so viele Begriffe aus dem Bereich der Medizin wie möglich zu umschreiben, ohne dabei die auf einer Spielkarte notierten Worte oder Wortvariationen zu verwenden. Dazu wird die Klasse in gegnerische Parteien (Team 1 ist das Team mit dem ältesten Schüler) aufgeteilt. Auf dem Lehrertisch wird der Stapel mit den Spielkarten verdeckt platziert und eine Sanduhr gut sichtbar aufgestellt (Zeit pro Spieler zum Erklären der Begriffe: 1 Minute). Jedes Team startet mit 10 Punkten, die an der Tafel notiert werden. Es beginnt Team 1.

1. **Vorbereitung:** Team 1 entsendet ihren ersten Spieler, der nach einem Startsignal mit der Umschreibung eines vorgegebenen Begriffes beginnt. Damit keiner der angegebenen Einspruchswörter verwendet wird, schickt Team 2 einen Spieler zur Überwachung. Dieser bekommt ein Signal (Hupe, Glocke o. Ä.), die er bei einer Regelverletzung betätigt. Alle anderen Spieler dürfen die Karte nicht einsehen.

2. **Spielbeginn:** Team 2 gibt das Startsignal, dreht die Sanduhr um und achtet auf den Ablauf der Sanduhr. Der erste Spieler von Team 1 umschreibt nun den fettgedruckten Begriff, ohne irgendeine Form des Begriffes oder der Einspruchwörter zu verwenden (siehe 3.). Das eigene Team versucht, den gesuchten Begriff zu erraten.

3. **Weitere Regeln:**
   a) Es darf kein Teil oder eine andere Form eines auf der Karte stehenden Wortes verwendet werden. Beispiel 1: Der Überbegriff lautet Verband. Verboten sind jetzt Wörter wie „Verbandmaterial“, „verbinden“, „Wundverband“ usw. Beispiel 2: Das Einspruchswort lautet „infektiös“. Verboten ist nun beispielsweise „Infektion“.
   b) Geräusche oder pantomimische Darstellungen sind nicht erlaubt.
   c) Abkürzungen oder Übersetzungen sind verboten.
   d) Reimen oder ähnliche Hinführungen sind untersagt.

4. **Punkte:** Jeder Begriff, den das eigene Team errät, zählt einen Punkt. Benutzt der Erklärer ein verbotenes Wort, wird der Gruppe ein Punkt abgezogen (die entsprechende Karte kommt wieder unter den Spielkartenstapel). Kann ein Begriff nicht erklärt werden, darf jeder Spieler nur einmal passen. Die entsprechende Karte wird ebenfalls unter den Stapel gelegt und der eigenen Gruppe wird ein Punkt abgezogen.

5. **Weiterer Verlauf:** Erratene Karten werden zur Seite gelegt, nicht erratene oder nicht in der zur Verfügung stehenden Zeit erratene Karten werden unter den Spielkartenstapel gelegt. Ist die Zeit für Team 1 abgelaufen, sendet Team 2 einen Spieler zum Umschreiben und Team 1 einen Kontrolleur an den Lehrertisch. So wechseln sich die Teams ab. Dabei achten die Teams darauf, dass niemand doppelt nach vorne kommt, bevor nicht alle einmal an der Reihe waren.

6. **Spielende:** Das Spiel ist beendet, wenn eine Gruppe 25 Punkte erreicht hat. Das Spiel endet ebenfalls, wenn keine Karten mehr zur Verfügung stehen. Gewonnen hat dann die Gruppe mit den meisten Punkten.

Spielkarten Rund um die Medizin „Einspruch“ (M2)

Blut	Erythrozyten	Leukozyten
▪ rot ▪ Flüssigkeit ▪ Erythrozyten ▪ Thrombozyten	▪ Blutzellen ▪ Sauerstoff ▪ Kohlenstoffdioxid ▪ Hämoglobin	▪ weiß ▪ Körperabwehr ▪ Entzündung ▪ Lymphozyten
Blutplättchen	**Blutgerinnung**	**Leukämie**
▪ Thrombozyten ▪ Blutgerinnung ▪ Verletzung ▪ Fibrin	▪ Hämophilie ▪ Blutstillung ▪ Verletzung ▪ Gefäßkontraktion	▪ Leukozyten ▪ Krebs ▪ Blut ▪ Chemotherapie
Blutgruppe	**Blutspende**	**Blutentnahme**
▪ Antigen ▪ Kreuzprobe ▪ Rhesus ▪ AB0-System	▪ DRK ▪ Organe ▪ Blutgruppe ▪ Pass	▪ Spritze ▪ Vene ▪ Röhrchen ▪ Stauband

Spielkarten Rund um die Medizin „Einspruch“ (M3)

Blutzuckerbestimmung

- Diabetes mellitus
- Fingerbeere
- Lanzette
- Ohrläppchen

Blutdruckmessung

- Manschette
- Riva-Rocci
- Stethoskop
- Korotkow-Töne

Herzschrittmacher

- Sinusknoten
- Kammerflimmern
- Tachykardie
- Defibrillator

EKG

- Herz
- Ableitung
- Brustwand
- Elektrode

Sonographie

- Ultraschall
- Abdomen
- Dopplertechnik
- Kontaktgel

Herzinfarkt

- Koronararterie
- Nekrose
- Arteriosklerose
- EKG

Schlaganfall

- Apoplexie
- Lähmung
- Körperhälfte
- Sprachstörungen

Arteriosklerose

- Hypertonie
- Fettablagerung
- Angina pectoris
- Schaufenster

Krebs

- Tumor
- Chemotherapie
- Zytostatika
- Karzinom

Spielkarten Rund um die Medizin „Einspruch" (M4)

Atmung	Rhinitis	Sinusitis
■ Sauerstoff ■ Lunge ■ Lungenbläschen ■ Kohlenstoffdioxid	■ Schnupfen ■ Spray ■ Nase ■ Niesen	■ Nebenhöhlen ■ Kopfschmerzen ■ Druckgefühl ■ Gelomyrtol®

Pneumonie	Bronchitis	Herz
■ Lunge ■ Fieber ■ Superinfektion ■ Tod	■ Entzündung ■ Husten ■ chronisch ■ Rauchen	■ Kammer ■ Vorhof ■ Septum ■ Mediastinum

Blutgefäße	Puls	Blutdruck
■ Arterien ■ Venen ■ Kapillaren ■ Kreislauf	■ A. radialis ■ A. carotis ■ Schläge/Minute ■ Zählen	■ Riva-Rocci ■ Systole ■ Diastole ■ Messen

Spielkarten Rund um die Medizin „Einspruch“ (M5)

Schaufensterkrankheit	Asthma bronchiale	Lungenkarzinom
■ PAVK ■ Schmerzen ■ Raucherbein ■ Durchblutung	■ Bronchien ■ Atemnot ■ Spray ■ Angst	■ Krebs ■ Rauchen ■ Metastasen ■ Staging
Hypotonie	**Notfallkoffer**	**Allergie**
■ niedrig ■ Blutdruck ■ RR-Messung ■ Synkope	■ Nitro-Spray ■ RR-Messgerät ■ Laryngoskop ■ Medikamente	■ Pollen ■ Desensibilisierung ■ Histamin ■ Cortison
Krankenwagen	**Kolpitis**	**Verhütung**
■ Transportmittel ■ Notarzt ■ Sanitäter ■ Notruf	■ Scheide ■ Infektion ■ Mikroorganismen ■ Brennen	■ Kontrazeptiva ■ Pille ■ Kondom ■ Schwangerschaft

Spielkarten Rund um die Medizin „Einspruch“ (M6)

Diabetes mellitus

- Zuckerkrankheit
- Insulin
- Spritzen
- Unterzuckerung

Reizleitungssystem

- Sinusknoten
- AV-Knoten
- Herzschlag
- elektrischer Reiz

Prostata-Karzinom

- Krebs
- Vergrößerung
- PSA-Test
- Enddarm

Körperkreislauf

- Aorta
- Zelle
- Gasaustausch
- Venen

Lungenkreislauf

- Alveolen
- Lungenarterie
- Atmung
- Gasaustausch

Koronararterien

- verschlossen
- Herz
- Herzkranzgefäße
- Sklerose

Röntgen

- Strahlen
- Bleischutz
- Pass
- Dosimeter

CT

- Computer
- Schichtaufnahme
- Röntgenstrahlen
- Kontrastmittel

Geburt

- Kind
- Schwangerschaft
- APGAR-Schema
- Hebamme

Spielkarten Rund um die Medizin „Einspruch“ (M7)

Krankheitserreger

- Viren
- Bakterien
- Mikroorganismen
- Infektion

Koronare Herzkrankheit

- Arteriosklerose
- Infarkt
- EKG
- Bypass

Hirnschädelknochen

- Schläfenbein
- Stirnbein
- Scheitelbein
- Keilbein

Tonsillitis

- Mandeln
- Schlucken
- Antibiotika
- Scharlach

Bluthochdruck

- Hypertonie
- Zivilisation
- Gefäßschäden
- RR-Messung

Kreislaufschock

- Notfall
- Index
- Diabetes mellitus
- Herzversagen

Vitalfunktionen

- Bewusstsein
- Atmung
- Kreislauf
- Überprüfung

Bewusstlosigkeit

- Seitenlage
- Koma
- Ansprechen
- Schlafen

Harnsediment

- Zentrifuge
- Untersuchung
- Mikroskop
- Mittelstrahlurin

Spielkarten Rund um die Medizin „Einspruch“ (M8)

MRT	Osteoporose	Skoliose
■ Kernspin ■ Röntgen ■ Herzschrittmacher ■ Magnetfelder	■ Knochen ■ Oberschenkel ■ Fraktur ■ Frauen	■ Wirbelsäule ■ Krümmung ■ schief ■ seitlich
Entzündung	**Milchgebiss**	**Karies**
■ Wärme ■ Functio laesa ■ Schmerzen ■ Endung -itis	■ bleibend ■ Zähne ■ Kind ■ Karies	■ Zähne ■ Gebiss ■ Fluorid ■ Bakterien
Rezept	**Grippe**	**Nerv**
■ Medikament ■ Heil-/Hilfsmittel ■ aut idem ■ Impfstoff	■ Influenza ■ Erkältung ■ Impfung ■ Superinfektion	■ ZNS ■ vegetativ ■ Gehirn ■ Rückenmark

Spielkarten Rund um die Medizin „Einspruch“ (M9)

Impfung

- aktiv
- passiv
- Immunsystem
- Antikörper

Abfall

- Müllbeutel
- Dreck
- Sondermüll
- Altmedikamente

Infektionskette

- Quelle
- Eintrittspforte
- Schmierinfektion
- perkutan

Desinfektion

- physikalisch
- chemisch
- Einwirkungszeit
- Dosiertabelle

Sterilisation

- Autoklav
- Heißluftsterilisator
- Bioindikatoren
- Instrumente

Hygieneplan

- Fußboden
- Flächen
- Zuständigkeit
- Abfall

Zelle

- Kern
- Meiose
- Wand
- Zytoplasma

Gewebe

- Epithelien
- Muskel
- Fett
- Drüsen

Knochen

- Epiphyse
- Metaphyse
- Skelett
- Periost

Spielkarten Rund um die Medizin „Einspruch" (M10)

Gelenk	Wirbelsäule	Nährstoffe
■ Kugel	■ Kyphose	■ Kohlenhydrate
■ Scharnier	■ Rückenmark	■ Fette
■ Achse	■ Steißbein	■ Eiweiße
■ Synovia	■ Bandscheibe	■ Stoffwechsel

BMI	Magen	Leber
■ Körpergewicht	■ Salzsäure	■ Entgiftung
■ Körpergröße	■ Pförtner	■ Galle
■ Tabelle	■ Intrinsic Faktor	■ Medikamente
■ messen	■ Eiweiß	■ Eisenspeicherung

Haut	Hormon	Harnorgane
■ Sinnesorgan	■ Hypophyse	■ Niere
■ Schutz	■ Adrenalin	■ Ureter
■ Wärme	■ Wirkstoff	■ Vesica urinaria
■ Subcutis	■ Drüsen	■ Ausscheidung

Spielkarten Rund um die Medizin „Einspruch“ (M11)

Verdauungsorgane	Infektionskrankheit	Bronchospasmolytika
■ Magen ■ Dünndarm ■ Enddarm ■ Mund	■ Inkubation ■ Krankheitserreger ■ Genesung ■ Symptome	■ Asthma ■ Krämpfe ■ Salbutamol ■ Muskulatur
Gesichtsschädel	**Sinnesorgane**	**Tumor**
■ Oberkiefer ■ Unterkiefer ■ Jochbein ■ Nasenbein	■ Ohr ■ Auge ■ Haut ■ Nase	■ Karzinom ■ bösartig ■ gutartig ■ Metastasen
Instrumente	**Wundnaht**	**Injektion**
■ Spritzen ■ Kanülen ■ Punktionsnadel ■ Skalpell	■ Nadelhalter ■ Nadel ■ resorbierbar ■ Nadeldose	■ subcutan ■ Spitze ■ intravenös ■ intramuskulär

Spielkarten Rund um die Medizin „Einspruch“ (M12)

Anästhesie	Wundverband	Antibiotika
■ Narkose ■ Lokal ■ Infiltration ■ Leitung	■ Zellstoff ■ Druckverband ■ Wundauflage ■ Salbenkompresse	■ Bakterien ■ Medikament ■ Resistenz ■ Penicillin

Virostatika	Phagozytose	Mitose
■ Viren ■ Medikament ■ Tamiflu® ■ Schweinegrippe	■ Fresszelle ■ Granulozyten ■ Monozyten ■ Verdauung	■ Telophase ■ Anaphase ■ Zellteilung ■ Chromosomen

Knochenfraktur	Virus	Bakterien
■ Gips ■ Trümmer ■ offen ■ geschlossen	■ Virostatika ■ DNS ■ Grippe ■ Zellparasit	■ Antibiotika ■ Scharlach ■ Kokken ■ grampositiv

Pilze

- Mykosen
- Antimykotika
- Candida albicans
- Mundsoor

Protozoen

- Malaria
- Toxoplasmose
- Antibiotika
- tierische Einzeller

Prionen

- Eiweißteilchen
- BSE
- Creutzfeldt-Jakob
- Rinderwahnsinn

Fieber

- rektal
- axillar
- Thermometer
- messen

BSG

- Natrium-Citrat
- Senkungsröhrchen
- Entzündung
- ablesen

Scharlach

- Himbeerzunge
- Streptokokken
- Penicillin
- Angina tonsillaris

Tetanus

- Simultan
- Impfung
- Wunde
- Verletzung

Windpocken

- Kinderkrankheit
- Gürtelrose
- Varizellen
- Juckreiz

AIDS

- HIV
- Virus
- Immunschwäche
- unheilbar

Spielkarten Rund um die Medizin „Einspruch" (M14)

Blutuntersuchung

- BSG
- kleines Blutbild
- großes Blutbild
- ELISA

Hospitalkeime (MRSA)

- Antibiotika
- Resistenz
- ORSA
- Krankenhaus

Arzneimittelapplikation

- oral
- enteral
- parenteral
- Inhalation

Meldepflicht

- Infektionsschutz
- HIV
- Hepatitis
- Gesundheitsamt

Schutzkleidung

- Brille
- Mundschutz
- Handschuhe
- Einmalschürze

Gefahrstoffe

- Abbildungen
- reizend
- ätzend
- Desinfektionsmittel

Skelett

- Knochen
- Schienbein
- Oberarm
- Schädel

Medikamente

- Antibiotika
- Rote Liste®
- Antiallergika
- Therapie

Analgetika

- Schmerzmittel
- Ibuprofen
- Apotheke
- Paracetamol

Lokalanästhetika	Metabolisches Syndrom	Haemoccult®-Test
■ Lidocain ■ örtlich ■ Wundversorgung ■ Betäubung	■ Adipositas ■ Diabetes mellitus ■ Gicht ■ Cholesterin	■ Stuhl ■ Blut ■ unsichtbar ■ Darm
Antiallergica	**Antidiabetika**	**Laxantia**
■ Allergie ■ Histamin ■ Cetirizin ■ Müdigkeit	■ Zuckerkrankheit ■ Insulin ■ oral ■ Unterzuckerung	■ Stuhlverstopfung ■ Abführmittel ■ Darm ■ Dulcolax®
Arzneimittelform	**Infusion**	**Symptom**
■ fest ■ Retardtablette ■ Zäpfchen ■ streichfähig	■ Tropf ■ Ständer ■ Pflasterrolle ■ Infusionsbesteck	■ Krankheitszeichen ■ Schmerzen ■ Sodbrennen ■ Durchfall

Rückseite Rund um die Medizin „Einspruch" (M16)

Einspruch Einspruch Einspruch
Einspruch Einspruch Einspruch
Einspruch Einspruch Einspruch
Einspruch Einspruch Einspruch
Einspruch Einspruch Einspruch
Einspruch Einspruch Einspruch

Einspruch Einspruch Einspruch
Einspruch Einspruch Einspruch
Einspruch Einspruch Einspruch
Einspruch Einspruch Einspruch
Einspruch Einspruch Einspruch
Einspruch Einspruch Einspruch

Einspruch Einspruch Einspruch
Einspruch Einspruch Einspruch
Einspruch Einspruch Einspruch
Einspruch Einspruch Einspruch
Einspruch Einspruch Einspruch
Einspruch Einspruch Einspruch

Mikroorganismen „UNO“

Kurzvorstellung und Inhalt

Die **Lernenden** wiederholen mit 3–4 Spielern pro Spielgruppe Kriterien verschiedener Mikroorganismen.

Zielgruppe sind medizinische und pflegerische Schulformen, wobei die Tiefe der im Spiel verlangten Begründungen vom Unterrichtsinhalt abhängt.

Folgende **Lerninhalte** werden vorausgesetzt: Krankheiten, Medikamente, Aufbau, Vermehrung und Übertragung von Bakterien, Viren, Pilzen, Protozoen und Prionen.

Materialienbox

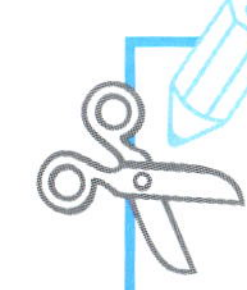

- M1 Spielregeln (einmal pro Spielgruppe)
- M2–M6 Spielkarten (1 komplettes Kartenspiel pro Spielgruppe)
- M7 Rückseite Spielkarten

Zusatzmaterial:

- 1–2 Scheren pro Spielgruppe, falls die Spielkarten nicht vom Lehrer vorbereitet sind

Spielanleitung und didaktische Hinweise

Die Klasse wird in Kleingruppen mit drei bis vier Schülern aufgeteilt. Jede Gruppe erhält die Spielregeln und einen Satz Spielkarten. Jedes Gruppenmitglied erhält fünf Karten. Der Rest wird verdeckt auf einen Stapel und die oberste Karte offen daneben gelegt (Ablagestapel).

Ziel ist es, alle Karten so schnell wie möglich abzulegen. Dabei muss man immer eine Karte spielen, die vom Wert (Krankheiten, Vermehrung, ...) oder von der Farbe (Bakterium, Virus, ...) der obersten Karte des Ablagestapels entspricht. Dabei werden die Karten nicht nur abgelegt, sondern die Inhalte der abgelegten Karte vom entsprechenden Schüler auch erklärt. Beispiel zum Thema Virus: Auf dem Ablagestapel liegt offen die Karte „Bakterium – Medikament“. Der Schüler bedient mit „Virus – Medikament“ und sagt beispielsweise: „Um eine Viruserkrankung zu behandeln, können Virostatika eingesetzt werden bzw. werden häufig lediglich die Symptome behandelt.“

Bei starken Gruppen beurteilen die Schüler die Korrektheit der Antwort. Bei lernschwächeren Klassen kann ein Schüler mithilfe der im Unterricht erarbeiteten Informationsunterlagen eine Schiedsrichterfunktion übernehmen. Ist die Antwort richtig folgt der nächste Schüler. Ist eine Antwort falsch oder es wird nicht geantwortet, muss der Schüler zwei Karten ziehen, bevor der nächste Schüler an der Reihe ist. Die Regeln belohnen auf diese Weise Wissen bzw. erschweren einen Sieg ohne Wissen.

Weitere Hinweise und Tipps

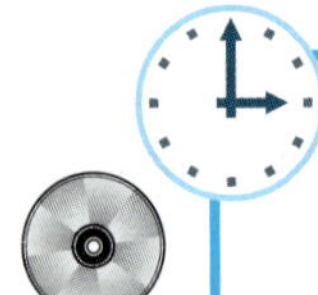

- Die **Spieldauer** beträgt ca. 30 bis 45 Minuten.
- Sie können mit der beiliegenden **Daten-CD** die Spielkarten verändern, beispielsweise andere Begriffe einsetzen.
- Wenn die Spielkarten je Spielkartensatz auf **farblich unterschiedlichem Karton** fotokopiert sind, lassen sich die Spiele leicht sortieren.
- Der **Spielanteil** kann **gesenkt** werden, indem beispielsweise die „7en“ und/oder die „8en“ aus dem Spiel entfernt werden. Andererseits ist auch eine **Ausweitung** des Spielcharakters denkbar, indem die „9en“ als weitere Karte eingeführt werden, bei der die Spielrichtung geändert wird.
- Die **Spielgruppengröße** kann optional auch auf 2 bis 5 Spieler verändert werden.

Eigene Notizen

Spielregeln Mikroorganismen „UNO" (M1)

Spielregeln

Einleitung: Dieses Spiel orientiert sich am Gesellschaftsspiel UNO. Es nehmen pro Gruppe 3–4 Spieler teil. Jede Gruppe erhält ein Kartenspiel mit 45 Spielkarten. Der jüngste Mitspieler mischt die Karten, teilt jedem Gruppenmitglied fünf Karten zu und legt den Rest der Karten verdeckt auf einen Stapel in die Tischmitte. Die oberste Karte des Stapels wird offen daneben gelegt (Ablagestapel). Ziel ist es, alle seine Karten so schnell wie möglich abzulegen. Die Spielrichtung ist der Uhrzeigersinn.

Durchführung: Der Spieler nach dem Geber beginnt. Es muss eine Karte gespielt werden, die vom Wert (Krankheit, Medikament, ...) oder von der Farbe (Bakterium, Virus, ...) zu der offenen Karte in der Tischmitte (Ablagestapel) passt. Diese Karte muss aber nicht nur abgelegt, sondern die Inhalte der abgelegten Karte vom entsprechenden Spieler auch erklärt werden.

Hier ein **Beispiel:** Auf dem Ablagestapel liegt offen die Karte „Bakterium – Medikament". Der Spieler bedient mit „Virus – Medikament" und sagt: „Um eine Viruserkrankung behandeln zu können werden Virostatika eingesetzt bzw. werden häufig lediglich die Symptome behandelt."

Folgende **Regeln** sind weiterhin zu beachten:

- ✓ Ist eine Antwort falsch oder es wird gar nicht geantwortet, zieht der Spieler zwei Karten und es ist der Nächste an der Reihe.
- ✓ Kann ein Spieler nicht bedienen, nimmt er sich eine Karte vom verdeckten Stapel und gibt das Spiel an den Nachfolger weiter.
- ✓ Wird eine Sieben gelegt, muss der Folgespieler zwei Karten aufnehmen, ohne eine Karte ablegen zu dürfen. Kann er allerdings mit einer weiteren Sieben kontern muss der Nächste vier Karten aufnehmen usw.
- ✓ Achten zwingen den nächsten Spieler eine Runde auszusetzen, also keine Karte spielen zu dürfen.
- ✓ Mit dem Joker kann man alles bedienen und sich vom folgenden Spieler eine Farbe (Bakterium, Virus usw.) wünschen.
- ✓ Gewonnen hat, wer als erster keine Karten mehr auf der Hand hat.

TIPP: Notieren Sie sich unklare Inhalte. So können Sie später gezielt unklare Inhalte nachlernen. Noch besser ist es natürlich, wenn Ihre Gruppe falsche Aussagen während des Spieles klärt und Sie alle voneinander profitieren!

Einer Ihrer Gruppe ist sehr schnell fertig? Die anderen spielen einfach weiter oder Sie beginnen von vorn. Viel Spaß!

Spielkarten Mikroorganismen „UNO" (M2)

Bakterium Krankheit Bakterium	Bakterium Medikament Bakterium	Bakterium Aufbau Bakterium
Bakterium Übertragungsweg Bakterium	Bakterium Vermehrung Bakterium	Bakterium JOKER Bakterium
Bakterium 9 Bakterium	Bakterium 8 Bakterium	Bakterium 7 Bakterium

Spielkarten Mikroorganismen „UNO" (M3)

Virus

Krankheit

Virus

Virus

Medikament

Virus

Virus

Aufbau

Virus

Virus

Übertragungsweg

Virus

Virus

Vermehrung

Virus

Virus

JOKER

Virus

Virus

9

Virus

Virus

8

Virus

Virus

7

Virus

Spielkarten Mikroorganismen „UNO" (M4)

Pilz Krankheit Pilz	Pilz Medikament Pilz	Pilz Aufbau Pilz
Pilz Übertragungsweg Pilz	Pilz Vermehrung Pilz	Pilz JOKER JOKER Pilz
Pilz 9 Pilz	Pilz 8 Pilz	Pilz 7 Pilz

Protozoon

Krankheit

Protozoon

Protozoon

Medikament

Protozoon

Protozoon

Aufbau

Protozoon

Protozoon

Übertragungsweg

Protozoon

Protozoon

Vermehrung

Protozoon

Protozoon

JOKER

JOKER

Protozoon

Protozoon

9

Protozoon

Protozoon

8

Protozoon

Protozoon

7

Protozoon

Spielkarten Mikroorganismen „UNO" (M6)

Prion Krankheit Prion	Prion Medikament Prion	Prion Aufbau Prion
Prion Übertragungsweg Prion	Prion Vermehrung Prion	Prion JOKER Prion
Prion 9 Prion	Prion 8 Prion	Prion 7 Prion

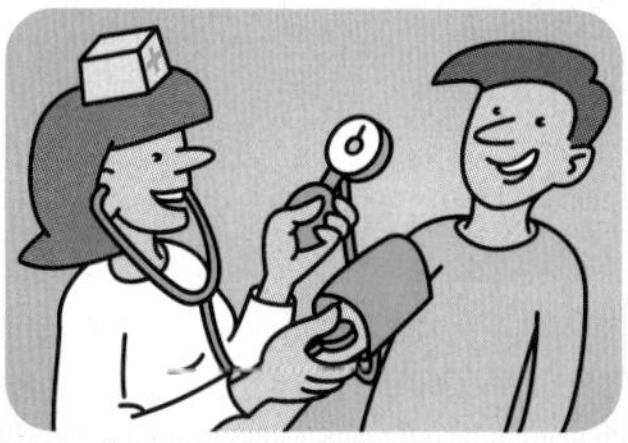

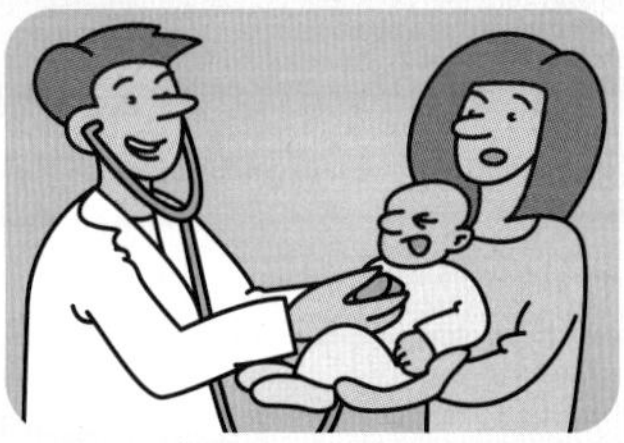

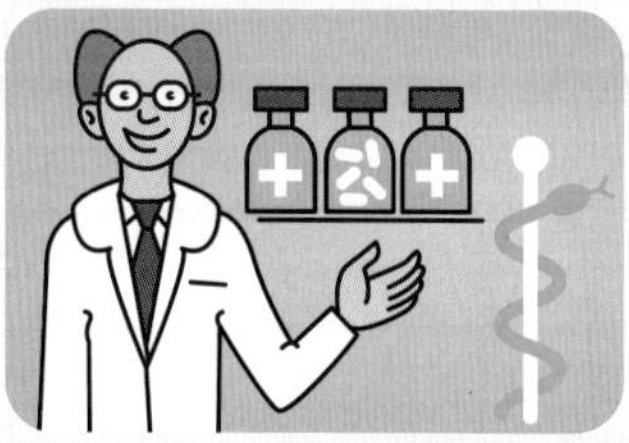

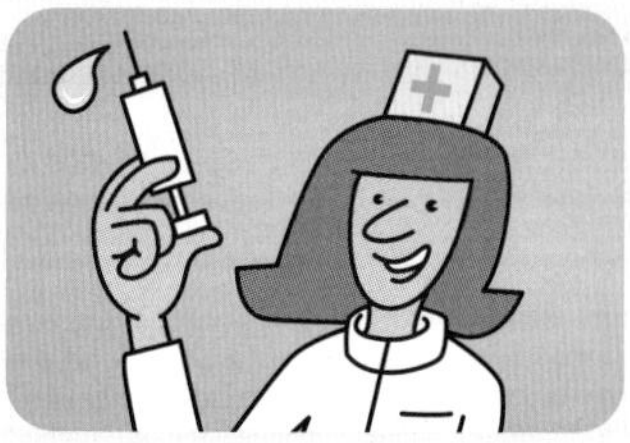

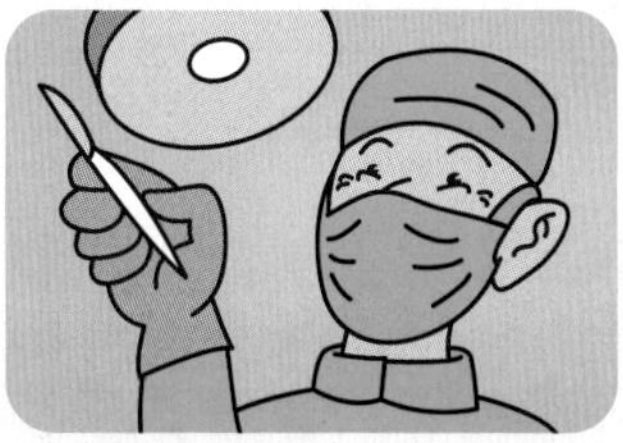

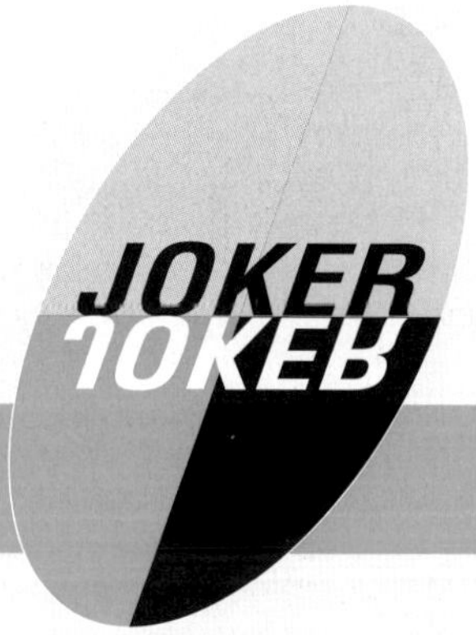

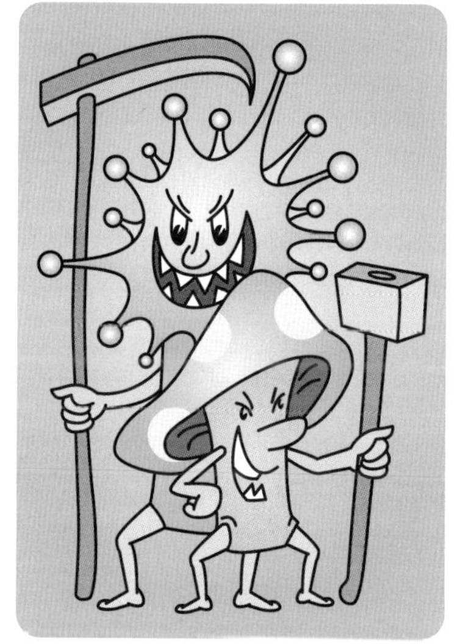
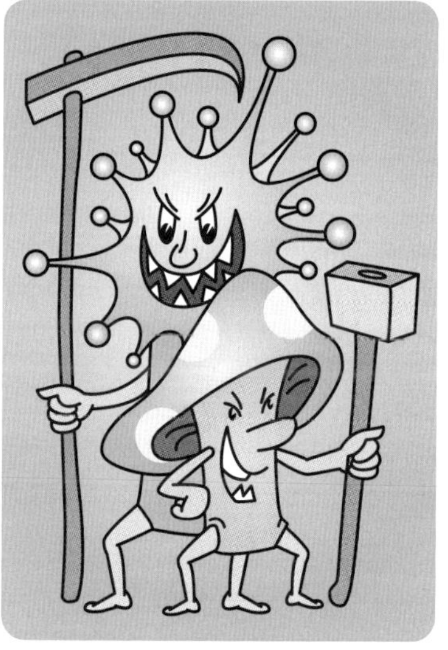
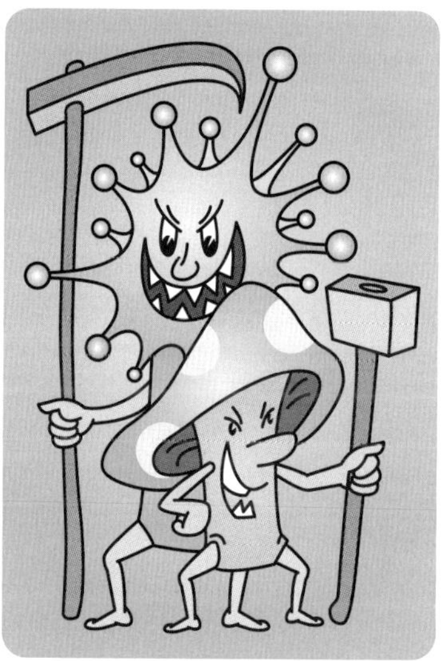
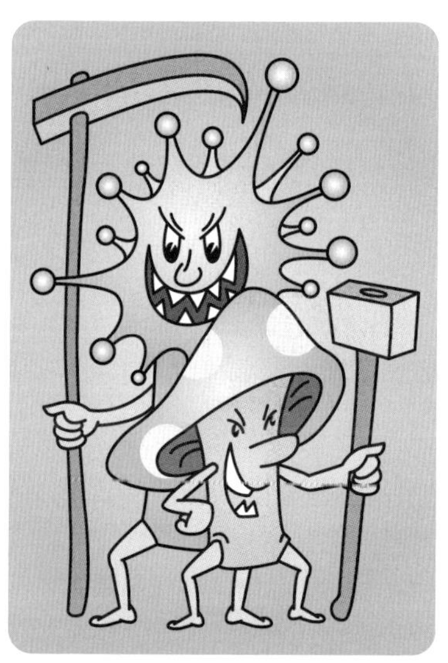
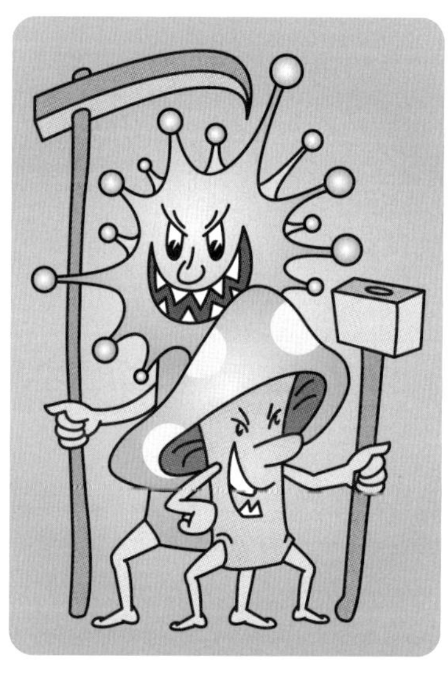
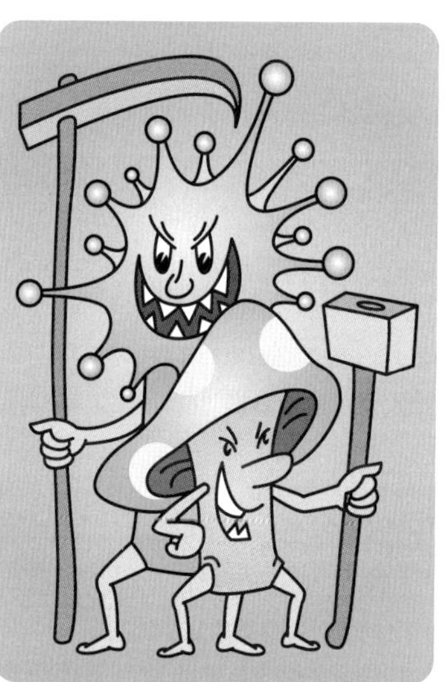
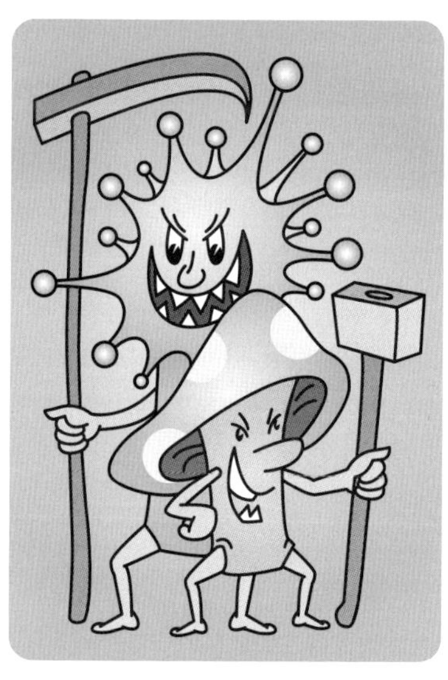
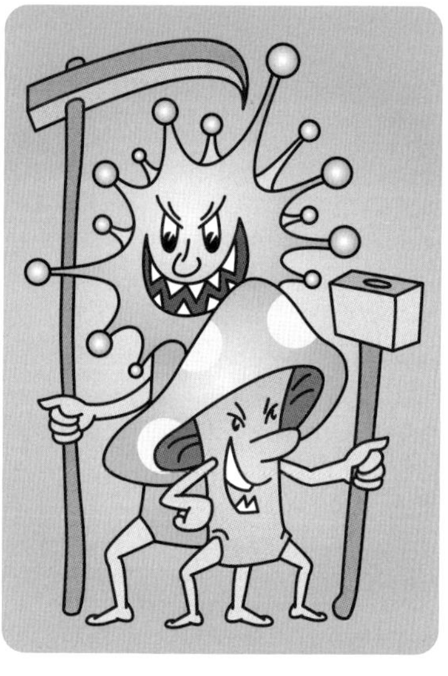
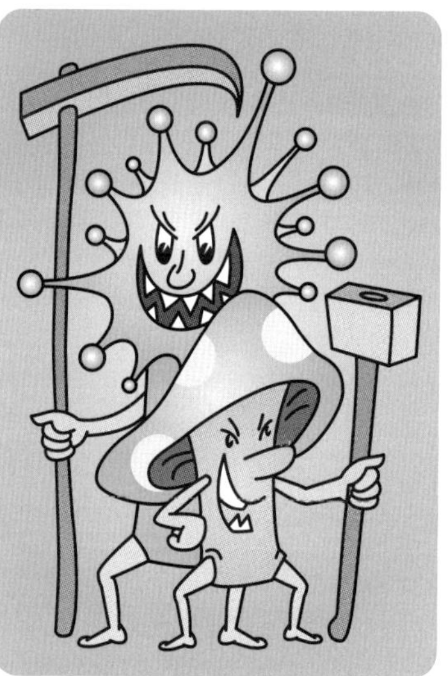

Kurzvorstellung und Inhalt

Die Lernenden wiederholen in Gruppen mit 2–4 Spielern pro Spielgruppe Inhalte zum Thema Hepatitis.

Zielgruppe sind medizinische und pflegerische Schulformen, wobei die Tiefe der im Spiel verlangten Begründungen vom Unterrichtsinhalt abhängt.

Folgende Lerninhalte werden vorausgesetzt: Definition, Erreger, Übertragungsweg, Inkubationszeit/Verlauf, Präventions- und Impfmaßnahmen zu den Hepatitisformen A, B, C, D, E, G und allgemeine Grundlagen.

Materialienbox

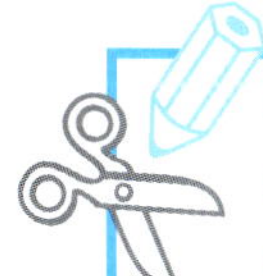

- M1 Spielregeln (auf Folie kopieren bzw. einmal pro Spielgruppe)
- M2–M4 Dominosteine (1 Komplettsatz pro Spielgruppe)
- M5 Rückseite Dominosteine

Zusatzmaterial

- 1–2 Scheren und Kleber pro Gruppe, falls die Dominosteine nicht vom Lehrer vorbereitet sind.

Spielanleitung und didaktische Hinweise

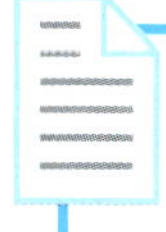

Die Klasse wird in Kleingruppen mit zwei bis vier Schülern aufgeteilt. Die Spielregeln sind einfach und werden am OHP visualisiert und besprochen. Besonders in den ersten Spielminuten bewährt es sich, den OHP parallel laufen zu lassen, damit eventuell auftretende Rückfragen zur Vorgehensweise selbstständig geklärt werden können. Alternativ stellen Sie jeder Spielgruppe die Spielregeln als Fotokopie zur Verfügung. Anschließend bekommt jede Gruppe ein Dominospiel.

Bei leistungsstarken Klassen halten die Schüler ihre Steine verdeckt, ansonsten ist es sinnvoll, dass alle Schüler die Steine offen vor sich hinlegen, damit sich die Schüler gegebenenfalls helfen können. Bevor ein Schüler anlegt, muss er die Zuordnung begründen. Beispielsweise möchte ein Schüler an den Begriff „Hepatitis“ den Dominostein „Entzündung der Leber“ anlegen, dann könnte seine Begründung wie folgt lauten: „Bei allen Hepatitiserkrankungen handelt es sich um eine Entzündung der Leber, die durch unterschiedliche Erreger verursacht wird.“

Ob das Spiel beendet ist, wenn der erste Schüler fertig ist oder bis zum Ende weitergespielt wird, können Sie ergänzend zu den beiliegenden Spielregeln festlegen.

Weitere Hinweise und Tipps

- Die **Spieldauer** liegt zwischen 20 und 30 Minuten.
- Wenn die Dominospiele auf **farblich unterschiedlichem Papier** fotokopiert sind, lassen sich die Spiele leicht sortieren.
- Besonders **leistungsstarke Teilnehmer** können als Beobachter den Gruppen beisitzen und die Qualität der Lösungen überprüfen.
- Mit der beiliegenden **Daten-CD** können Sie die Lerninhalte reduzieren, falls beispielsweise die Hepatitis G im Unterricht nicht thematisiert worden ist.

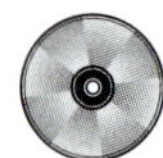

Eigene Notizen

Spielregeln

1. Die Dominosteine werden verdeckt in die Tischmitte gelegt und gemischt.
2. Jeder Spieler zieht Dominosteine: bei 2 Spielern je 10 Steine, bei 3 Spielern je 7 Steine, bei 4 Spielern je 5 Steine. Ein Stein von der Tischmitte wird aufgedeckt.
3. Der Spieler mit dem weitesten Schulweg beginnt und darf einen seiner Spielsteine anlegen. Dabei sind folgende Regeln zu beachten:
   a) Eine Hepatitisart kann nur an einen passenden Erreger, den richtigen Übertragungsweg oder die korrekte Inkubationszeit etc. angelegt werden (oder umgekehrt). Hepatitis A an Hepatitis A ist also verboten.
   b) Was ein Spieler anlegt, wird immer laut vorgelesen und begründet. Beispielsweise möchte ein Spieler an den Begriff „Hepatitis" den Dominostein „Entzündung der Leber" anlegen, dann könnte seine Begründung wie folgt lauten: „Bei allen Hepatitiserkrankungen handelt es sich um eine Entzündung der Leber, die durch unterschiedliche Erreger verursacht wird." Legt der Spieler den Dominostein richtig an und begründet ihn korrekt, ist der nächste Spieler an der Reihe. Ist die Lösung falsch, muss ein verdeckter Stein aus der Mitte gezogen werden und der nächste Spieler ist an der Reihe.
   c) Ein Joker kann ohne Begründungen angelegt werden.
   d) Hat ein Spieler keinen passenden Stein, zieht er einen der verdeckten Spielsteine aus der Mitte und der nächste Teilnehmer ist an der Reihe.
4. Wenn in der Mitte keine Steine mehr liegen, wird ohne die vorherigen „Ziehregeln" weitergespielt.
5. Es darf nur an den beiden Enden angelegt werden. Erlaubt ist das Anlegen „über Kopf" – die Schrift muss also nicht in eine Richtung zeigen.
6. Legt ein Spieler seinen letzten Stein ab, hat er gewonnen.
7. Kann kein Spieler mehr ablegen, gewinnt der Spieler mit den wenigsten Steinen.

Spielsteine Hepatitis-Domino (M2)

Geschlechts-verkehr; Blutkontakte; vertikale Übertragung	Hepatitis A		Hepatitis-A-Virus (HAV)	Hepatitis D
30–180 Tage; symp-tomlos (Simultan-infektion), schwerer akuter Verlauf (Zweitinfektion)	Hepatitis C		Hepatitis-C-Virus (HCV)	Hepatitis G
Hepatitis-G-Virus (HGV)	Hepatitis E		Bisher keine Impfung möglich	Hepatitis A
15–45 Tage; heilt i. d. R. aus, wird nicht chronisch, lebenslange Immunität	Hepatitis		Entzündung der Leber (hepar gr. – Leber)	Hepatitis B
Hepatitis-B-Virus (HBV)	Hepatitis A		Fäkal-oral, verun-reinigtes Wasser und unzureichende gereinigte Nahrungsmittel	Hepatitis B
Aktive und passive Impfung möglich	Hepatitis D		Aktive und passive Impfung möglich	Hepatitis C
Bisher keine Impfung möglich	Hepatitis G		Symptomlos, in Koinfektion mit HCV ähnliche Symptome wie bei Hepatitis C	Hepatitis E

Spielsteine Hepatitis-Domino (M3)

Hepatitis-E-Virus (HEV)	Hepatitis C
15–180 Tage; meist ohne Symptome; akut mit Ausheilung möglich; 50–80 % chronisch	Hepatitis
Leberzirrhose, Leberkarzinom	Hepatitis B
Geschützter Geschlechtsverkehr; Hygienemaßnahmen	Hepatitis D
Hepatitis-D-Virus (HDV)	Hepatitis A
Nahrungsmittel- bzw. Trinkwasser-hygiene, Händedesinfektion	Hepatitis D
Geschützter Geschlechtsverkehr; Hygienemaßnahmen	Hepatitis C
Hepatitis G	Geschützter Geschlechtsverkehr; Hygienemaßnahmen
Hepatitis D	Blutkontakte; Geschlechtsverkehr; Muttermilch
Hepatitis E	Nur in Kombi mit HBV; Geschlechts-verkehr; Blut-kontakte; vertikale Übertragung
Hepatitis B	Nahrungsmittel- bzw. Trinkwasser-hygiene, Händedesinfektion
Hepatitis	30–180 Tage; meist ohne Symptome; akut mit Ausheilung möglich; 10 % chronisch
Hepatitis E	A, B, C, D, E und G
Hepatitis G	15–60 Tage; heilt i. d. R. aus, wird nicht chronisch, lebenslange Immunität, während der Schwangerschaft schwerer akuter Verlauf

Spielsteine Hepatitis-Domino (M4)

Hepatitis	Inkubationszeit unbekannt
Hepatitis A	Akute und chronische Verlaufsformen
Hepatitis E	Aktive und passive Impfung möglich
Hepatitis G	Nahrungsmittel- bzw. Trinkwasser-hygiene, Händedesinfektion
Hepatitis	Bisher keine Impfung möglich
Hepatitis G	Gelbliche Ver-färbung der Haut, Schleimhäute und Lederhaut der Augen (Gelbsucht = Ikterus)
Joker	Allgemeine Vorsorgerichtlinien im Umgang mit Blut und Blutprodukten
Hepatitis C	Joker
Hepatitis E	Blutkontakte; Geschlechts-verkehr; vertikale Übertragung; unbekannt
Joker	Fäkal-oral, verun-reinigtes Wasser und unzureichende gereinigte Nahrungsmittel
Joker	Joker
Hepatitis B	Joker
Hepatitis	Joker
Joker	Schädigung der Leberzellen → Anstieg best. Enzyme im Blut (Transaminasen)

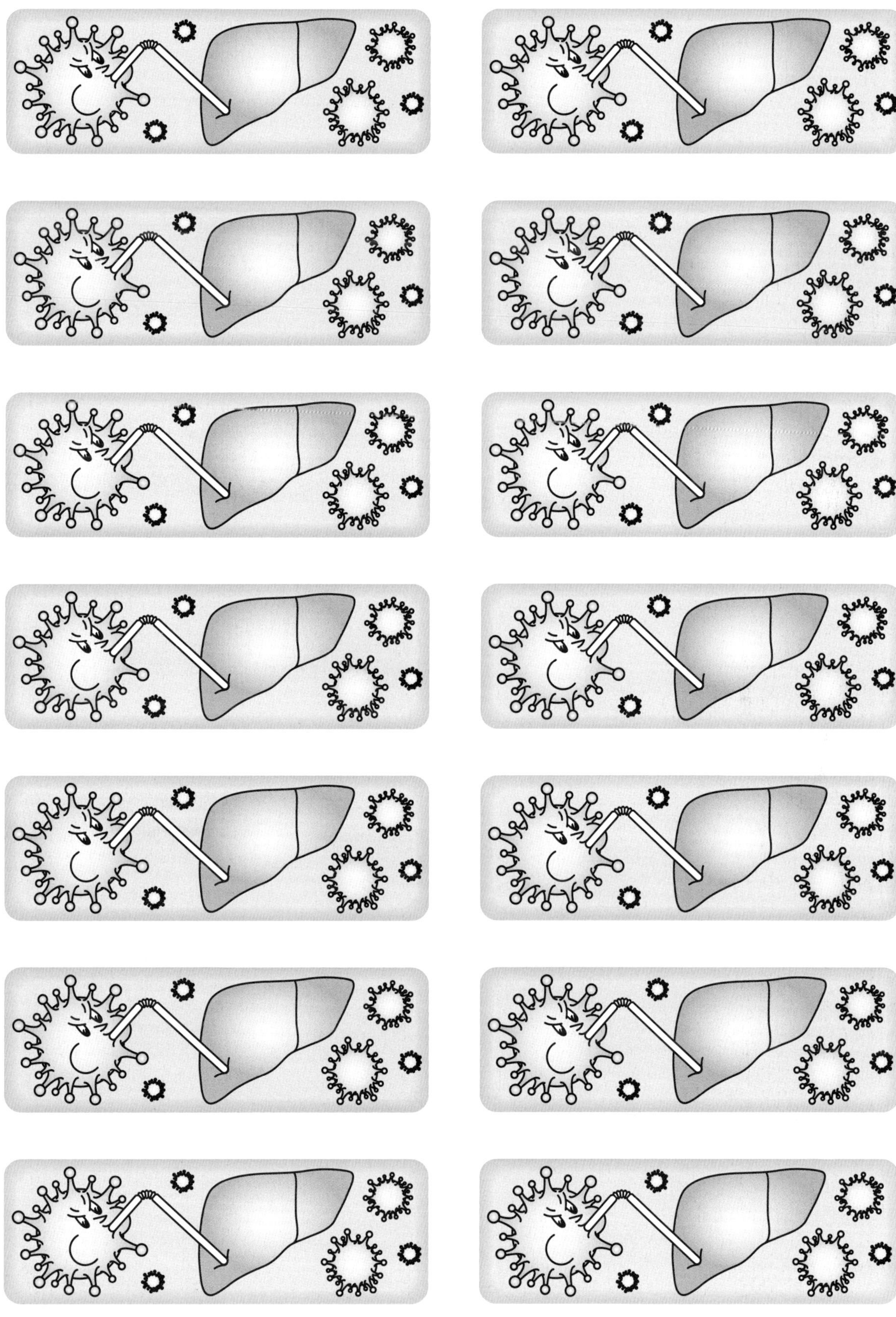

Grundbegriffe der Anatomie „Schiffe versenken“

Kurzvorstellung und Inhalt

Die Lernenden wiederholen mit 1–2 Spielern pro Spielgruppe Grundbegriffe der Anatomie.

Zielgruppe sind medizinische und pflegerische Schulformen, wobei die Tiefe der im Spiel verlangten Begründungen vom Unterrichtsinhalt abhängt.

Folgende Lerninhalte werden vorausgesetzt: Körperebenen, Lage- und Richtungsbezeichnungen, allgemeine Begriffe zur Anatomie und Physiologie.

Materialienbox

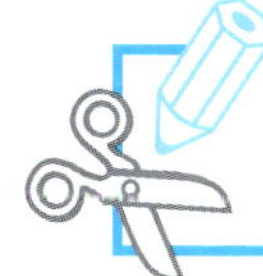

- M1 Spielregeln (einmal pro Spielgruppe)
- M2–M5 Spielbretter (Gegnerpaare sind M2 und M3 bzw. M4 und M5)

Spielanleitung und didaktische Hinweise

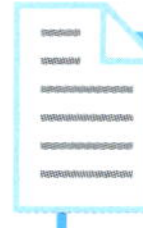

Die Klasse wird aufgeteilt, indem sich entweder zwei Einzelspieler oder zwei Spielpaare an einem Tisch gegenüber sitzen. Es ist hilfreich, möglichst homogene Spielteams zu bilden, um eine hohe Schüleraktivität zu gewährleisten. Besonders starke Schüler können als Schiedsrichter – ggf. mit Aufzeichnungen aus dem Unterricht – aus dem eigentlichen Spielgeschehen herausgezogen werden und bei Unklarheiten an den Gruppentischen helfen oder die Qualität der Lösungsvorschläge bewerten.

Jeder Spieltisch bekommt die Spielregeln (M1), der älteste Teilnehmer liest die Regeln laut vor. Zusätzlich bekommt jeder Spieltisch zwei unterschiedliche Spielbretter (M2 und M3 oder M4 und M5). Die gegnerische Partei darf das gegenüberliegende Spielbrett nicht einsehen können. Das Spiel orientiert sich an dem gleichnamigen Gesellschaftsspiel, dabei werden Grundbegriffe der Anatomie wiederholt, indem die Begrifflichkeiten erraten („erschossen“) und anschließend mit einem Beispiel oder einer Bewegung erläutert werden müssen.

Der weitere Verlauf ergibt sich aus den nachfolgenden Spielregeln für die Schüler.

Weitere Hinweise und Tipps

- Die **Spieldauer** beträgt ca. 30 Minuten.
- Mithilfe der **Daten-CD** können die Einträge auf den Spielbrettern geändert werden.
- Wenn der erste Tisch die Spielbretter M2 und M3 erhält, sollte der nächste Tisch M4 und M5 erhalten, damit die Schüler nicht verleitet werden, sich auf die Gespräche oder das Geschehen an den Nebentischen zu **konzentrieren**.
- Nach Spielende sollten Begriffe, die den Schülern Probleme bereitet haben, noch einmal **reflektiert** werden.

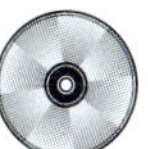

Eigene Notizen

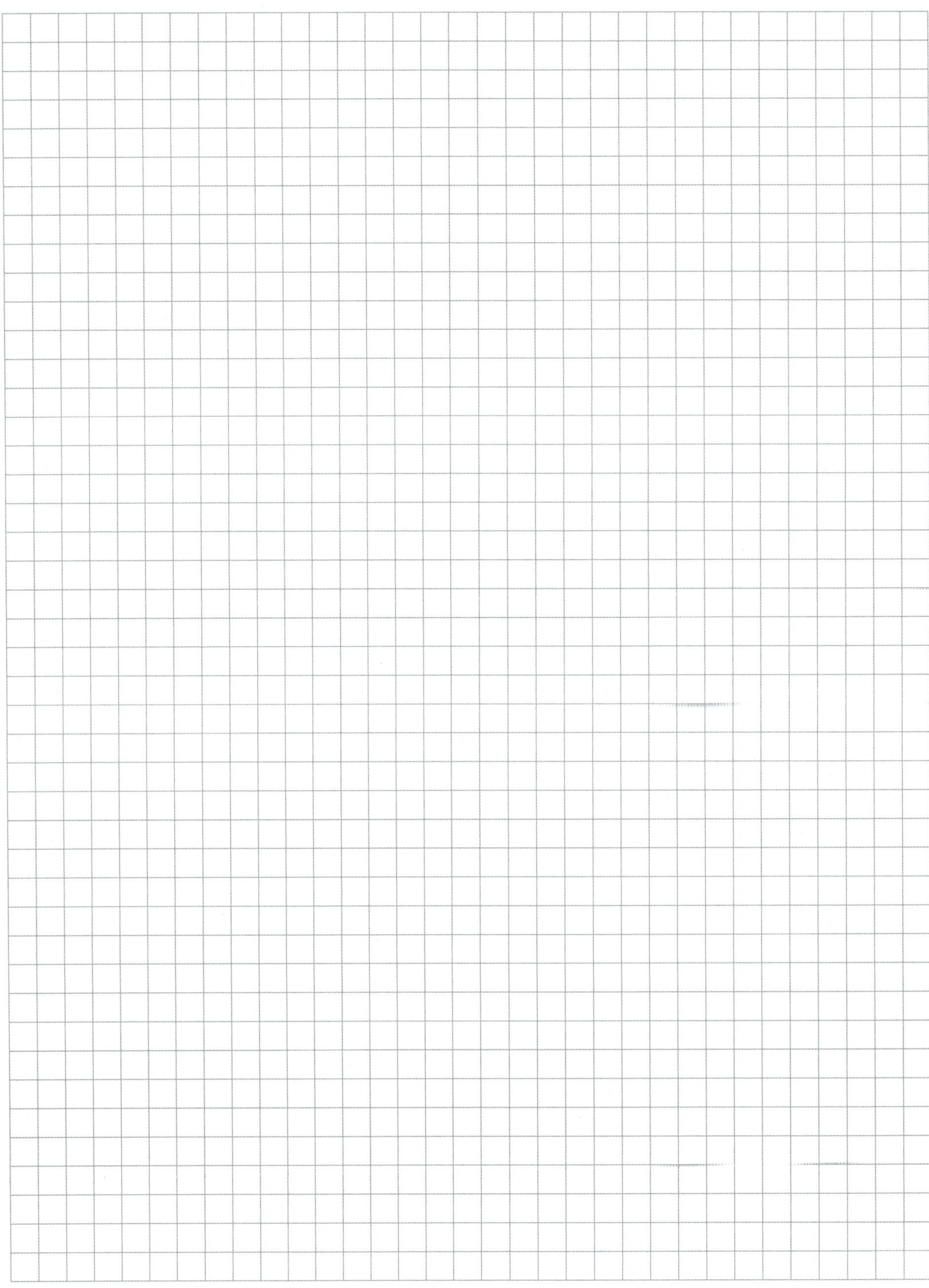

Spielregeln Grundbegriffe der Anatomie „Schiffe versenken“ (M1)

Spielregeln

1. Jeder Spieler, bzw. jede Spielgruppe bekommt ein Spielblatt mit zwei Spielfeldern. Auf dem oberen notiert man die abgegebenen Schüsse, auf dem unteren die gegnerischen Treffer. Es spielen jeweils zwei Spielgruppen gegeneinander, wobei entweder die Gruppen M2 und M3 oder die Gruppen M4 und M5 gegeneinander antreten.

2. Alle Schiffe, also Fachbegriffe, liegen waagerecht oder senkrecht. Dabei können die Begriffe auch rückwärts notiert sein. Ebenfalls liegen manche Schiffe direkt aneinander. Umlaute wie ü, ä, ö sind als solche notiert.

3. Vor Spielbeginn wird der gegnerischen Gruppe mitgeteilt, wo keine Schiffe liegen können (schwarzes Feld).

4. Der jüngste Spieler einer Spielgruppe beginnt. Er benennt ein Kästchen (z. B. A3). Liegt auf diesem Feld ein „Schiff“, gibt die Gegenpartei den getroffenen Buchstaben preis.

5. Nach jedem Treffer darf die entsprechende Partei entweder noch einmal „schießen“ oder den getroffenen Begriff erraten. Wird der Begriff richtig erraten, muss er von der angreifenden Partei erklärt werden und zusätzlich ein dazugehöriges Beispiel genannt oder eine entsprechende Bewegungsausführung gemacht werden. Dazu darf 30 Sekunden nachgedacht, bzw. im Team 30 Sekunden beraten werden. Z. B. wird der Begriff Supination „erschossen“, dann muss die erklärenden Gruppe den Begriff definieren („Drehung der Handfläche (oder Fußsohle) nach oben“) und zusätzlich die entsprechende Bewegungsausführung darstellen oder der Begriff Abdomen wird „erschossen“, dann könnte neben der Definition („Bauch, zum Bauch gehörig“) ein Organ genannt werden, welches anatomisch dem Abdomen zugehörig ist. Achtung: Wird im Team gespielt, dann antworten die Partner immer abwechselnd! Punkte werden nach folgendem Schlüssel vergeben:

   a) Der Begriff wird zuerst ohne **und** danach mit einem Beispiel oder einer Bewegung richtig erklärt: 10 Punkte

   b) Der Begriff wird ohne **oder** mit einem Beispiel bzw. einer Bewegung richtig erklärt: 5 Punkte

   c) Der Begriff wird nicht richtig erklärt: 0 Punkte

   In den Fällen a) und b) darf die jeweilige Partei weiter schießen. Wird der Begriff falsch erklärt, falsch erraten oder verfehlt, ist das andere Team an der Reihe.

6. Ungeklärte Begriffe werden gekennzeichnet und nach dem Spiel mit der Klasse besprochen.

7. Das Spiel ist zu Ende, wenn ein Team alle Schiffe versenkt hat.

8. Es gewinnt das Team mit den meisten Punkten.

Spielbrett Grundbegriffe der Anatomie „Schiffe versenken“ (M2)

Gegnerische Flotte

	1	2	3	4	5	6	7	8	9	10	11	12	13	14	15	16	17	18	19	20
A																				
B																				
C																				
D																				
E																				
F																				
G																				
H																				
I																				
J																				
K																				
L																				
M																				
N																				
O																				
P																				
Q																				
R																				
S																				
T																				

Eigene Flotte

	1	2	3	4	5	6	7	8	9	10	11	12	13	14	15	16	17	18	19	20
A			F	R	O	N	T	A	L	E	B	E	N	E						
B		S		O										D	I	S	T	A	L	A
C		I		T																N
D		N		A																A
E		I		I						A	B	D	U	K	T	I	O	N		T
F		S		O											D					O
G		T		N											O				L	M
H		E													R				A	I
I		R		T	I	B	I	A	L						S				T	E
J															A				E	
K			N	E	M	O	D	B	A						L			R	R	
L																		A	A	
M		L																N	L	
N		A																L		
O		M																U		
P		I	N	O	I	T	A	N	I	P	U	S								
Q		X											R	O	I	R	E	T	N	A
R		O																		
S		R							M	E	D	I	A	L						
T		P																		

Spielbrett Grundbegriffe der Anatomie „Schiffe versenken“ (M3)

Gegnerische Flotte

	1	2	3	4	5	6	7	8	9	10	11	12	13	14	15	16	17	18	19	20
A																				
B																				
C																				
D																				
E																				
F																				
G																				
H																				
I																				
J																				
K																				
L																				
M																				
N																				
O																				
P																				
Q																				
R																				
S																				
T																				

Eigene Flotte

	1	2	3	4	5	6	7	8	9	10	11	12	13	14	15	16	17	18	19	20
A		R	E	T	X	E	D													
B									P	R	O	N	A	T	I	O	N			
C				P	A	T	H	O	L	O	G	I	E							
D				P																
E				O								S	E	I	C	A	F			
F				S																
G			A	T														P		
H			D	E														L		
I			D	R														A		N
J			U	I			L			V								N		E
K			K	O			A			E								T		T
L			T	R			I			N								A		Ä
M			I				D			T								R		T
N	R		O				A			R										I
O	A		N				R			A										M
P	L									L										E
Q	O			X	A	R	O	H	T											R
R	V	C	E	R	V	I	C	A	L		D	O	R	S	U	M				T
S																				X
T			M	E	D	I	A	N	E	B	E	N	E							E

Spielbrett Grundbegriffe der Anatomie „Schiffe versenken“ (M4)

Gegnerische Flotte

	1	2	3	4	5	6	7	8	9	10	11	12	13	14	15	16	17	18	19	20
A																				
B																				
C																				
D																				
E																				
F																				
G																				
H																				
I																				
J																				
K																				
L																				
M																				
N																				
O																				
P																				
Q																				
R																				
S																				
T																				

Eigene Flotte

	1	2	3	4	5	6	7	8	9	10	11	12	13	14	15	16	17	18	19	20
A			R			S	R	O	I	R	E	F	N	I						M
B			E			A														O
C			T			G				T									I	R
D			R	H		I				R									N	P
E			O	I		T				U									T	H
F		N	V	S		T				N									E	O
G		A	E	T		A				C									R	L
H		S	R	O		L				U									N	O
I		A	S	L		E				S									U	G
J		L	I	O		B													S	I
K			O	G		E				E	X	T	E	N	S	I	O	N		E
L			N	I		N														
M				E		E		K	R	A	N	I	A	L						
N																				
O		P	E	R	I	P	H	E	R											
P																				
Q		C	A	P	U	T														
R										T	O	P	O	G	R	A	P	H	I	E
S																				
T	E	I	G	O	L	O	I	S	Y	H	P			P	E	L	V	I	S	

Spielbrett Grundbegriffe der Anatomie „Schiffe versenken“ (M5)

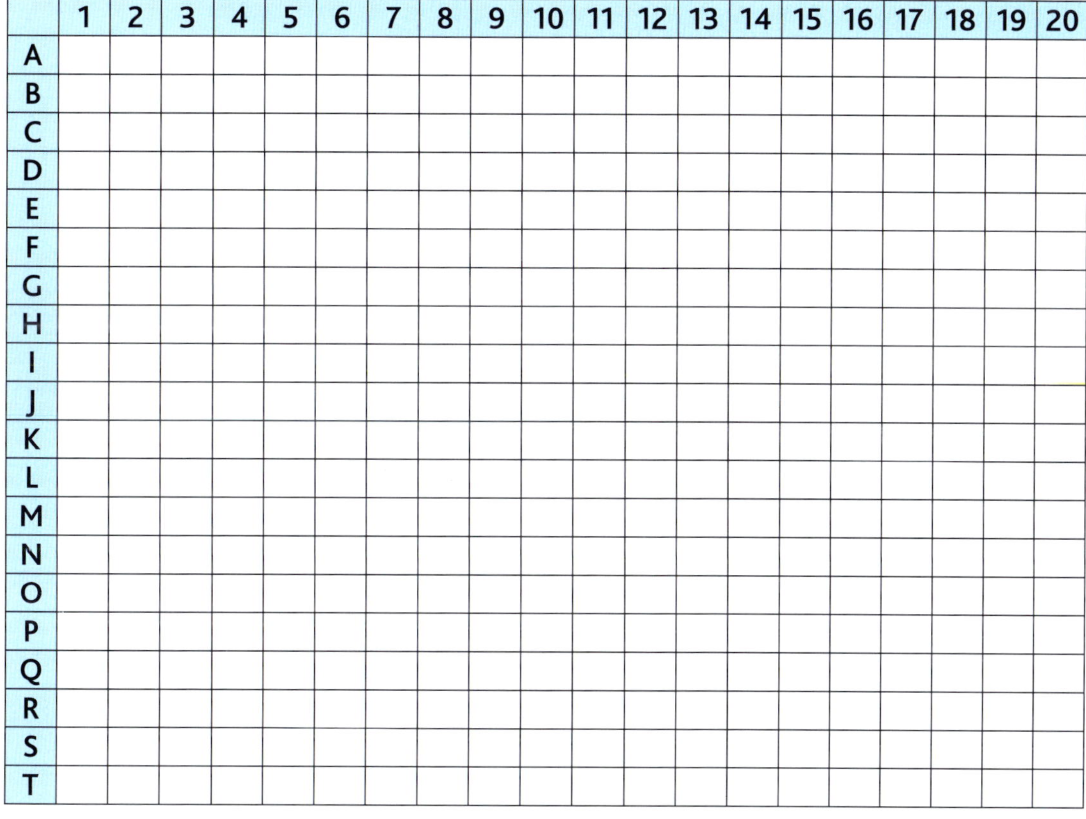

	1	2	3	4	5	6	7	8	9	10	11	12	13	14	15	16	17	18	19	20
A																				
B																				
C																				
D																				
E																				
F																				
G																				
H																				
I																				
J																				
K																				
L																				
M																				
N																				
O																				
P																				
Q																				
R																				
S																				
T																				

Gegnerische Flotte

	1	2	3	4	5	6	7	8	9	10	11	12	13	14	15	16	17	18	19	20
A	P				E	I	G	O	L	O	Y	R	B	M	E			P		
B	A															F		R		
C	T											A				L		O		
D	H		F							C		N				E		F		
E	O		I							A		T				X		U		
F	P		B							U		E				I		N		
G	H		U							D		V		B		O		D		
H	Y		L							A		E		I		N		U		
I	S		A							L		R		O				S		
J	I		R									S		C	A	T	N	O	R	F
K	O											I		H						
L	L											O		E						
M	O		S	U	P	E	R	I	O	R		N		M						
N	G													I						
O	I						L	A	I	C	I	F	R	E	P	U	S			
P	E																			
Q					T	R	A	N	S	V	E	R	S	A	L	E	B	E	N	E
R																				
S												E	X	T	E	R	N	U	S	
T	Z	Y	T	O	L	O	G	I	E		T	E	M	P	O	R	A	L		

Eigene Flotte

Abfallentsorgung „17 und 4"

Kurzvorstellung und Inhalt

Die Lernenden wiederholen mit 2–4 Spielern pro Spielgruppe Merkmale der Abfallentsorgung.

Zielgruppe sind medizinische und pflegerische Schulformen, wobei die Tiefe der im Spiel verlangten Begründungen vom Unterrichtsinhalt abhängt.

Folgende **Lerninhalte** werden vorausgesetzt: Definition, Beispiele, Sammlung/Lagerung und Entsorgung der Abfallgruppen A, B, C, D und E.

Materialienbox

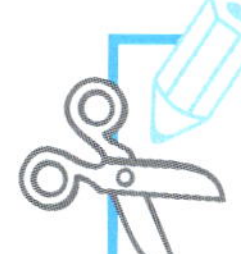

- M1 Spielregeln (einmal pro Spielgruppe)
- M2–M6 Spielkarten (1 komplettes Kartenspiel pro Spielgruppe)
- M7–M9 Spielgeld (3000 T/Spieler, 9000 T/Bank)
- M10 Rückseite Spielkarten

Zusatzmaterial:
- 1–2 Scheren und Kleber pro Spielgruppe, falls die Spielkarten und das Spielgeld nicht vom Lehrer vorbereitet sind

Spielanleitung und didaktische Hinweise

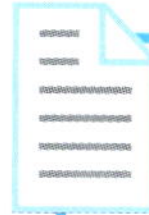

Die Klasse wird in Kleingruppen mit zwei bis vier Schülern aufgeteilt, wobei jeweils ein Schüler die Funktion der „Bank" übernimmt. Diesen Schüler bestimmt jeweils der Lehrer. Das Kartenspiel ersetzt die typischen Farben wie Herz, Pik oder Kreuz durch Abfallgruppen wie beispielsweise die Abfallgruppe A (A). Der Wert der Karten wird außer bei der Zehn, Neun, Acht, und Sieben zusätzlich durch Kriterien der genannten Abfallgruppen (z. B. Sammlung/Lagerung, Entsorgung etc.) ergänzt bzw. ersetzt. Jede Spielgruppe erhält neben den Spielregeln einen kompletten Satz Spielkarten und jeder Spieler 3000 Taler (T) Spielgeld in der Stückelung 3 x 500 T, 5 x 200 T und 5 x 100 T. Die „Bank" erhält die dreifache Menge.

Möglicherweise gibt es Schüler, die sich absichtlich überbieten, um der fachlichen Wiederholung zu „entgehen". Geben Sie diesen Schülern die Möglichkeit, die Inhalte mit Aufgaben an einem/mehreren „Wiederholungstischen" aufzufrischen, um anschließend wieder in das Spiel einzusteigen. Diese Tische sollten auch Platz für Schüler bereit halten, die aus „Geldmangel" aus dem Spiel scheiden. Nach einer Wiederholungsphase kann eine „Wiederholungsgruppe" einen neuen Tisch eröffnen. Denken Sie dabei an entsprechend viele Kartenspiele und Regeln.

Weitere Hinweise und Tipps

- Die **Spieldauer** beträgt ca. 30 bis 45 Minuten.
- Sie können mit der beiliegenden **Daten-CD** die Spielkarten um weitere Merkmale erweitern oder als Reduktion eine „Farbe“ aus dem Spiel nehmen, da beispielsweise die Abfallgruppe E im Unterricht nicht weiter thematisiert wurde. Hier können Sie ebenfalls die Abfallgruppen durch die **neuen Abfallschlüssel** ersetzen, falls Sie diese im Unterricht verwenden.
- Wenn das Spielgeld und die Spielkarten je Spielkartensatz auf **farblich unterschiedlichem Papier** fotokopiert sind, lassen sich die Spiele leicht sortieren.
- Die „Bank“ wird von besonders leistungsstarken Schülern oder von Schülern mit einem Kontrollblatt übernommen, um die **Richtigkeit der Antworten** zu überprüfen.
- **Alternativ** können Sie das Spiel ohne Spielgeld und entsprechend geringerem Aufwand und Spielanteil als klassisches „Mau Mau“ einsetzen. Die Regeln gestalten sich analog zum Notfall Atemnot „UNO“ (S. 105).

Eigene Notizen

Spielregeln

Das Spiel orientiert sich an dem Gesellschaftsspiel „17 und 4". Jede Spielgruppe erhält ein Kartenspiel mit 40 Spielkarten. Die „Bank" (wird vom Lehrer festgelegt) jeder Gruppe erhält 9.000 Taler Spielgeld, jeder weitere Spieler bekommt 3.000 Taler. Ziel des Spiels ist es, mit zwei oder mehr Karten so nah wie möglich an 21 Punkte heranzukommen, ohne dabei den Wert von 21 Punkten zu überschreiten. Jeder Spieler einer Gruppe spielt für sich gegen die Bank. Es gelten auf den Karten die **Abkürzungen** A (Abfallgruppe A), B (Abfallgruppe B), C (Abfallgruppe C), D (Abfallgruppe D) und E (Abfallgruppe E).

1. **Einsatz**: Als **Grundeinsatz** legt jeder Spieler **100** Taler vor sich auf den Tisch. Nachdem die Bank die Karten verteilt hat (siehe 2.), **kann** nun jeder Spieler **vor** der eventuellen Zuteilung einer weiteren Karte seinen Einsatz in 100er-Schritten **erhöhen**, wobei das Maximalgebot bei 400 Talern liegt.

2. **Verteilen der Karten**: Die Bank gibt jedem Spieler und sich selbst verdeckt eine Karte. Im Uhrzeigersinn kann nun jeder Spieler weitere Karten von der Bank bekommen, um so nah wie möglich an 21 heranzukommen (Wertung der Punkte siehe 3.). Vor jeder weiteren Karte kann der Einsatz erhöht werden (siehe 1.). Wer 22 Punkte oder mehr erreicht muss sein Blatt aufdecken und hat seinen Einsatz sofort an die Bank verloren.

3. **Punktewertung**: Die Karten haben folgende Punktewerte: Bube (2), Dame (3), König (4), Sieben (7), Acht (8), Neun (9), Zehn (10) und Ass (11).

4. **Weiterer Ablauf**: Wenn kein Spieler mehr Karten aufnehmen möchte, ist die Bank an der Reihe. Überschreitet die Bank den Wert von 21 Punkten, erhalten alle Spieler ihren Einsatzwert zurück, sowie den selben Wert zusätzlich von der Bank. Ansonsten gilt folgender Spielablauf:

   a) Ein Spieler hat **mehr Punkte als die Bank**: Um seinen Einsatz zu verdoppeln, muss er seine **Karten erläutern**. Beispiel: Ein Spieler hat die Karte „Entsorgung E" und „ Beispiel E". Nun muss er erläutern, dass die Entsorgung durch Fachunternehmen erfolgt und ein Beispiel für diese Abfallgruppe Organabfälle ist. Die Bank beurteilt – gegebenenfalls mithilfe einer tabellarischen Übersicht – die Qualität (Richtigkeit) der Erläuterungen. Sind diese korrekt, bekommt der Spieler seinen Einsatz und zusätzlich die gleiche Summe von der Bank. Sind die Erläuterungen falsch, behält der Spieler von seinem Einsatz 100 Taler, der Rest verfällt an die Bank.

   b) Ein Spieler hat **weniger Punkte als die Bank**: Er kann seinen kompletten Einsatz retten, wenn er seine Karten wie unter a) beschrieben erläutert. Erfolgt keine oder eine falsche Erläuterung, erhält die Bank den Einsatz. Achtung: Bevor weitergespielt wird, werden die entsprechenden Karteninhalte am Spieltisch erläutert.

   c) Das **Spiel** ist **vorbei**, wenn die Bank oder alle Spieler kein Geld mehr zur Verfügung haben.

   d) Spieler, die **kein Geld** mehr haben, **melden** sich **beim Lehrer**.

Spielkarten Abfallentsorgung „17 und 4“ (M2)

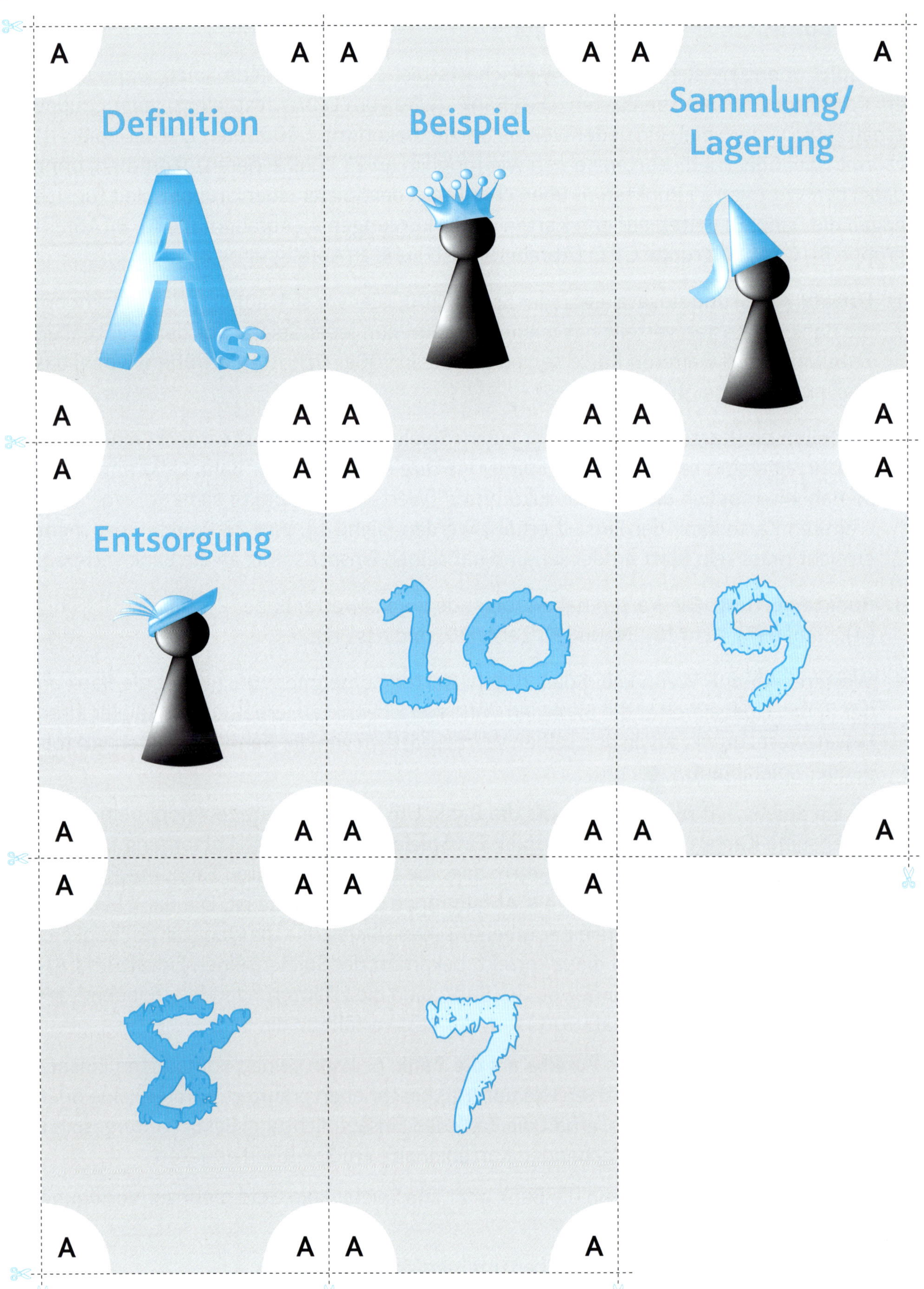

Spielkarten Abfallentsorgung „17 und 4" (M3)

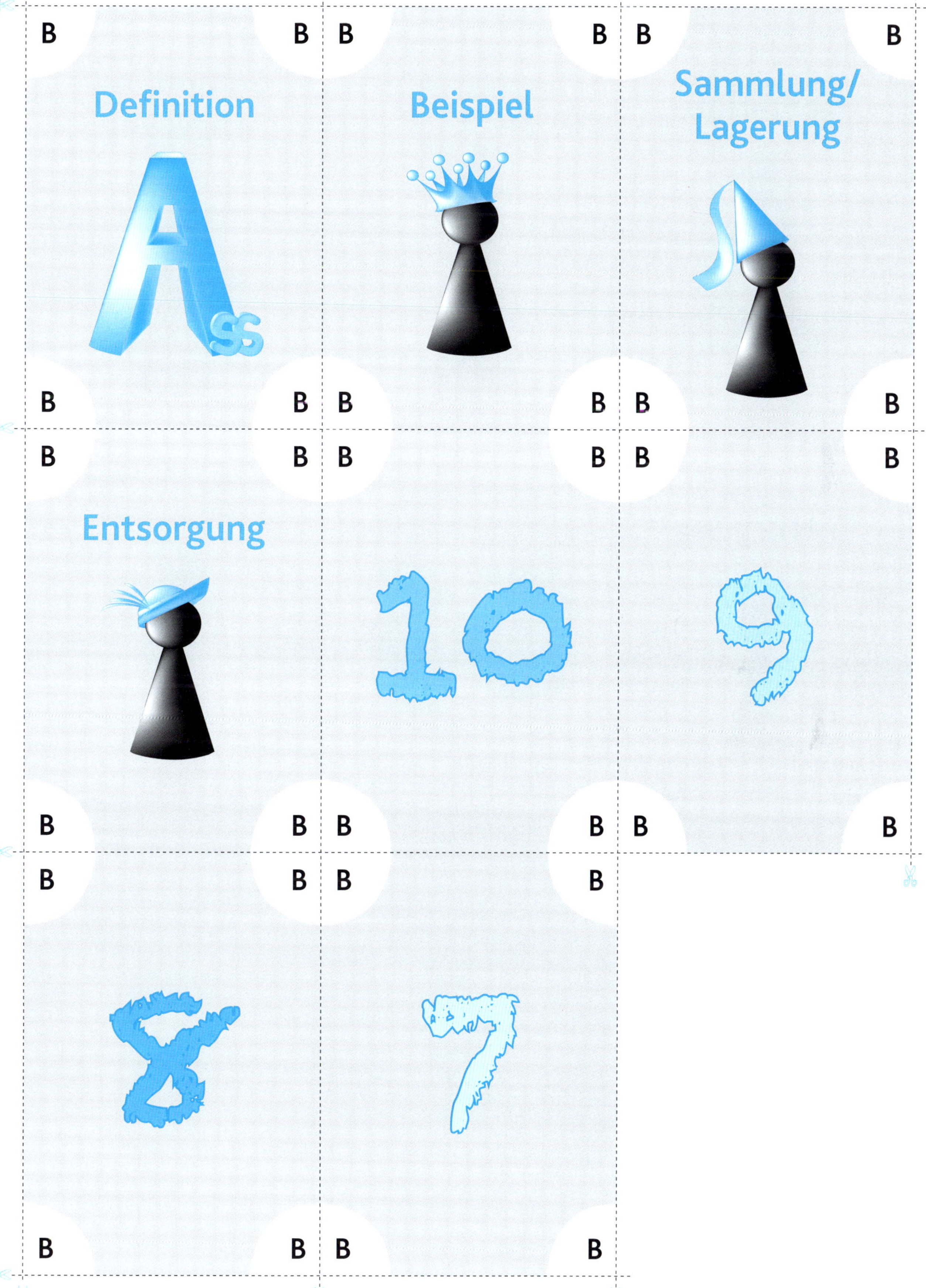

Spielkarten Abfallentsorgung „17 und 4" (M4)

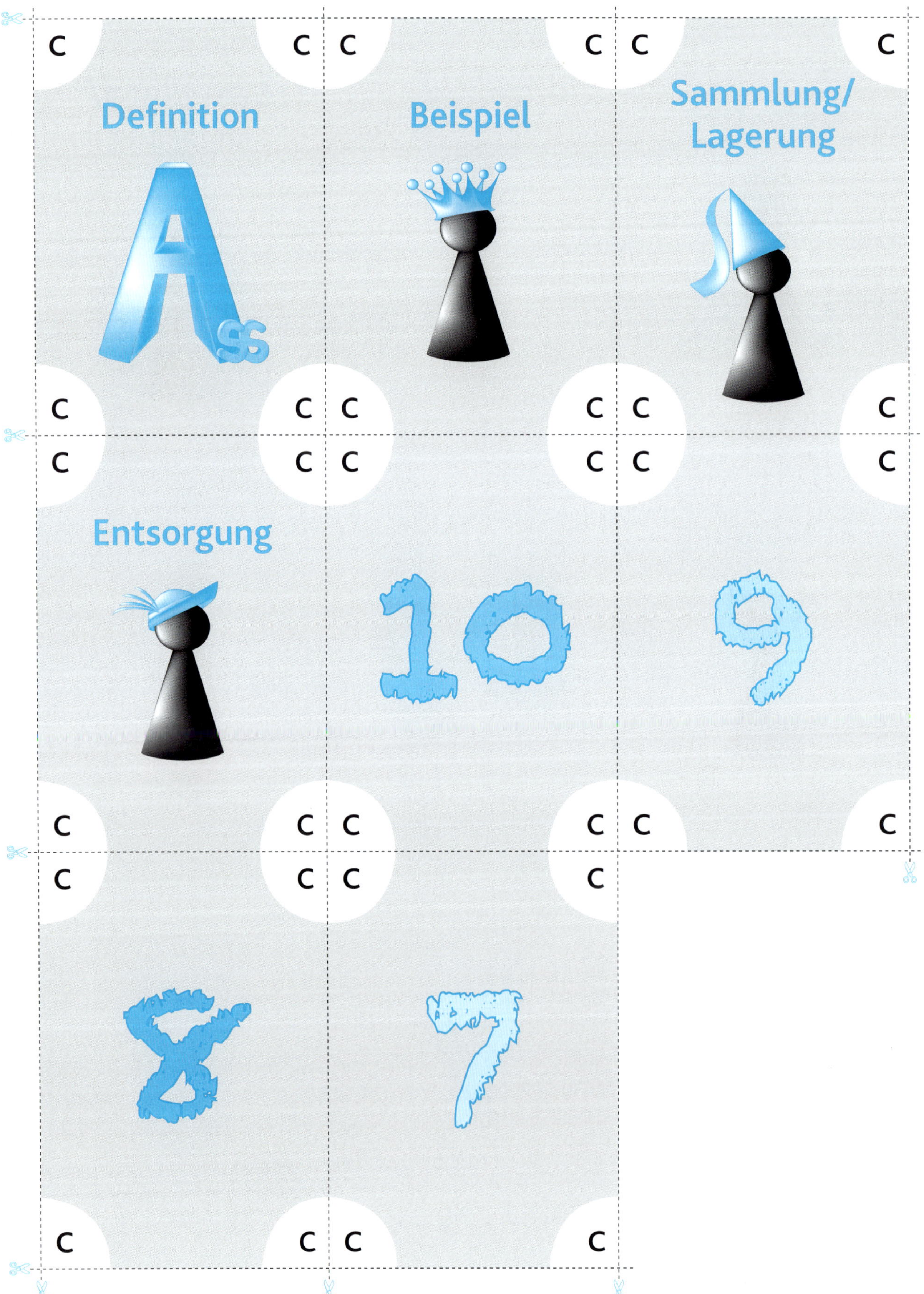

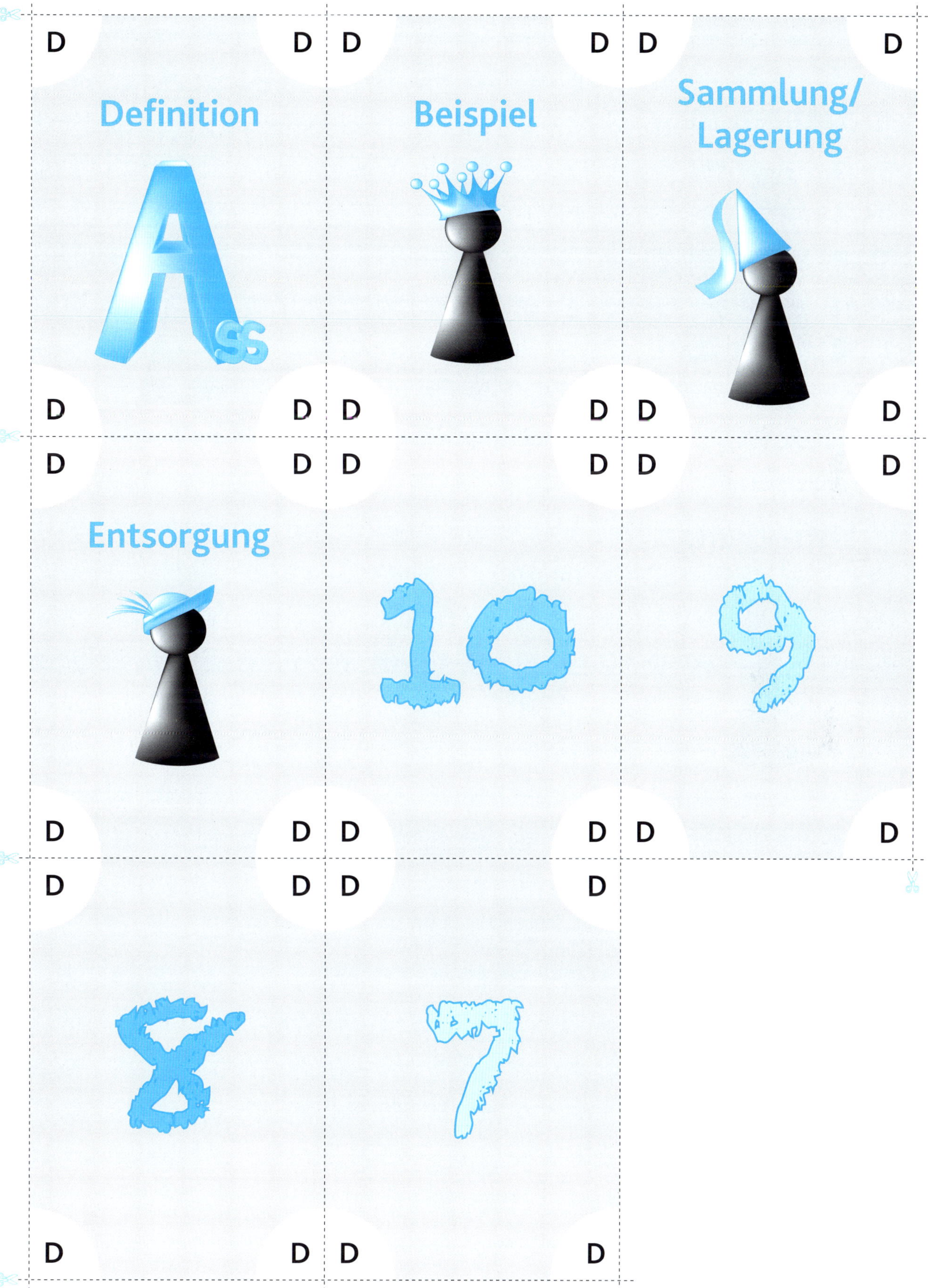
D D
Definition
D D
D D
Beispiel
D D
D D
Sammlung/
Lagerung
D D
D D
Entsorgung
D D
D D
D D
D D
D D
D D
D D
D D
D D

Spielgeld Abfallentsorgung „17 und 4“ (M6)

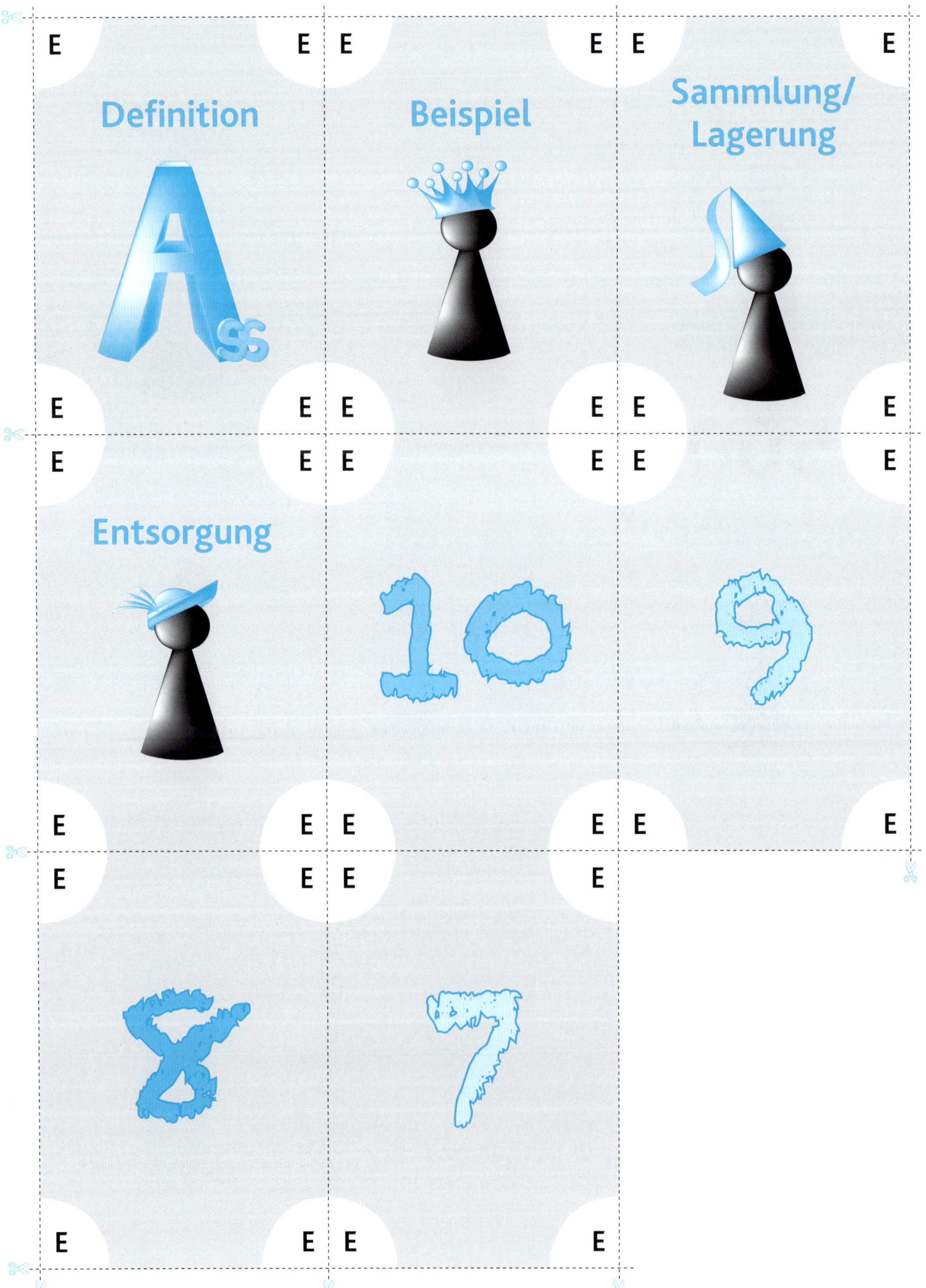

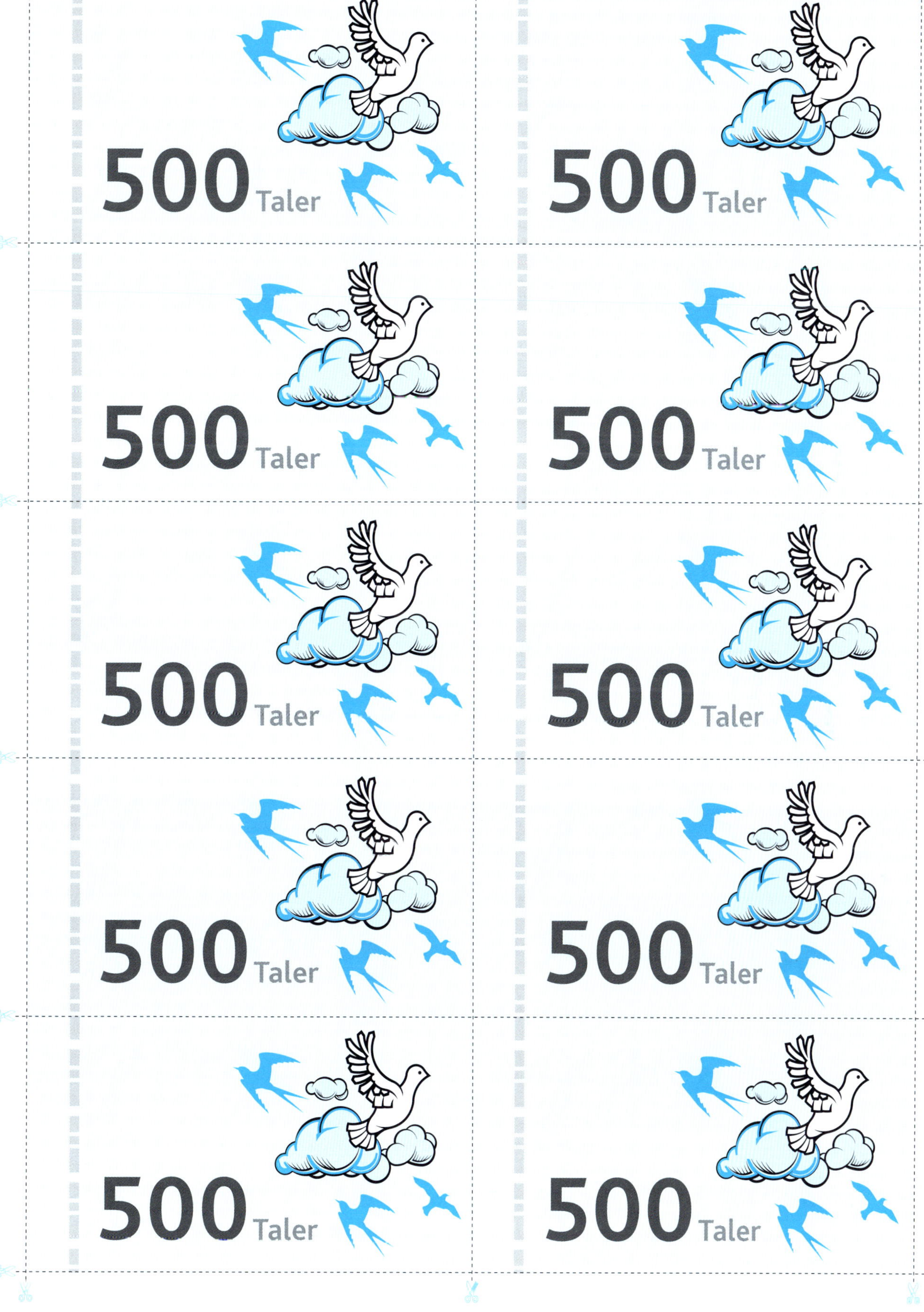
500 Taler
500 Taler
500 Taler
500 Taler
500 Taler
500 Taler
500 Taler
500 Taler
500 Taler
500 Taler

Spielgeld Abfallentsorgung „17 und 4" (M8)

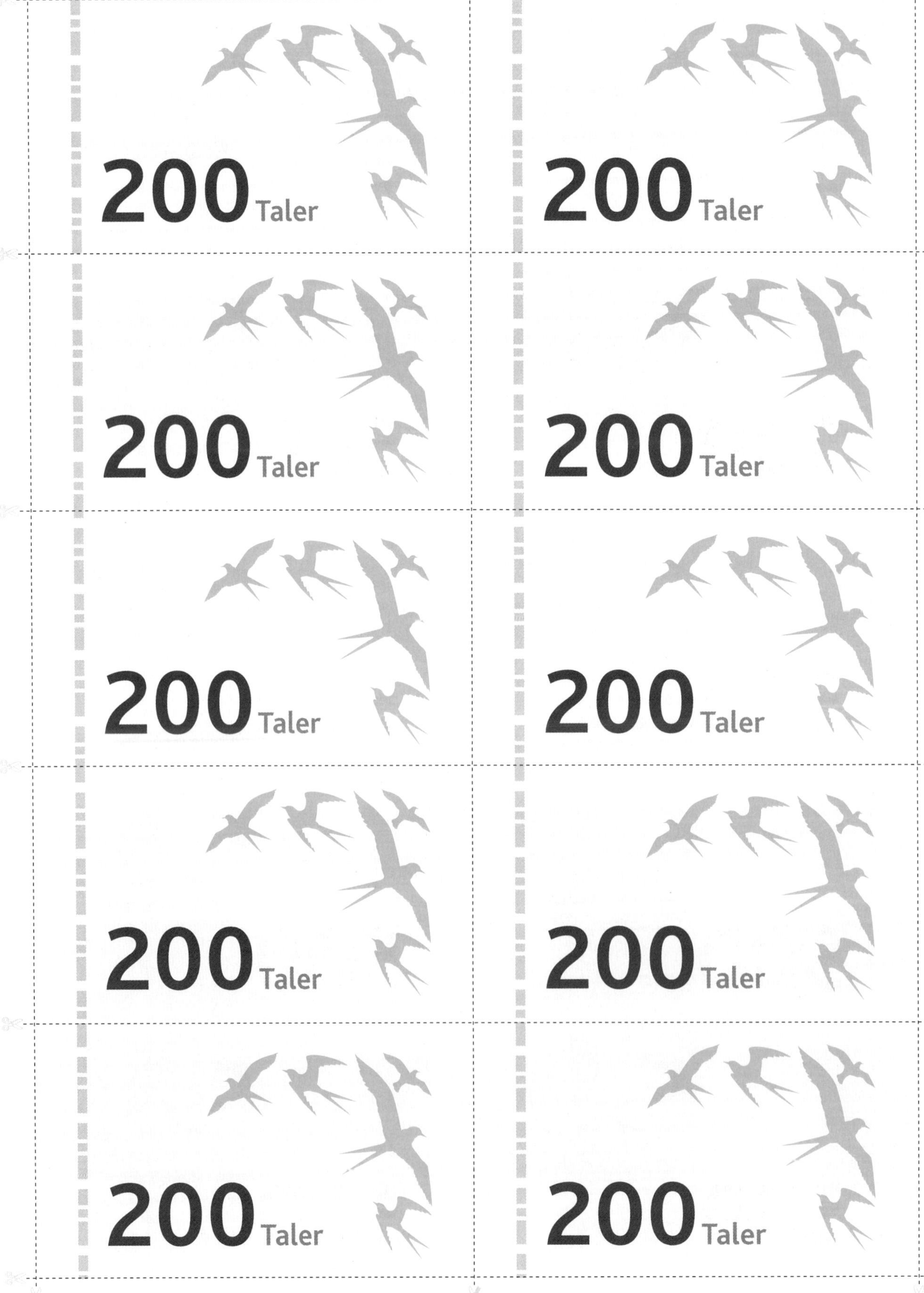

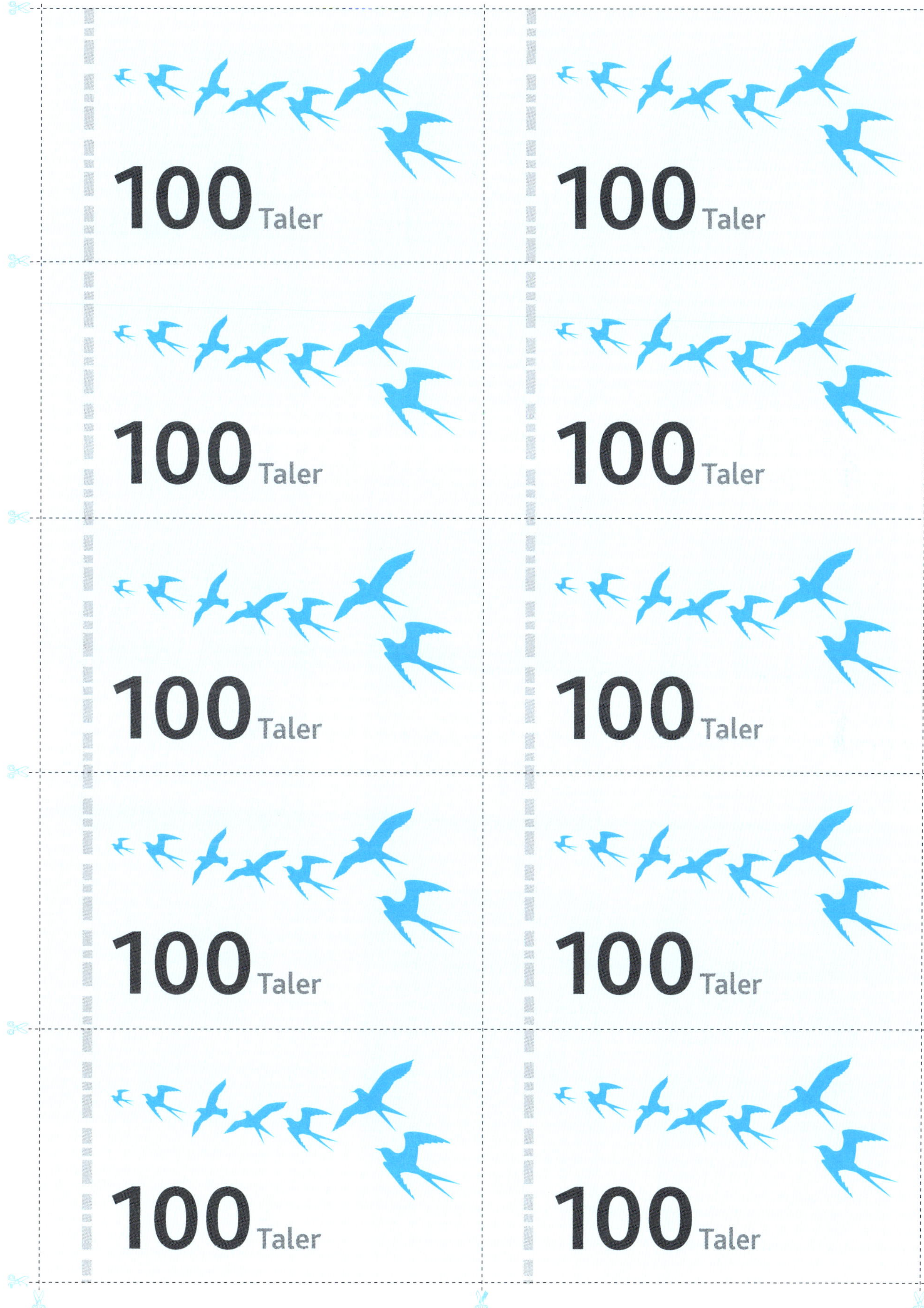
100 Taler
100 Taler
100 Taler
100 Taler
100 Taler
100 Taler
100 Taler
100 Taler
100 Taler
100 Taler

Rückseite Abfallentsorgung „17 und 4" (M10)

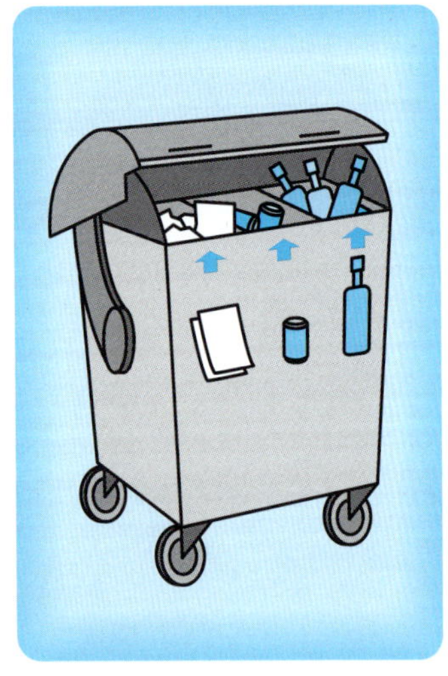

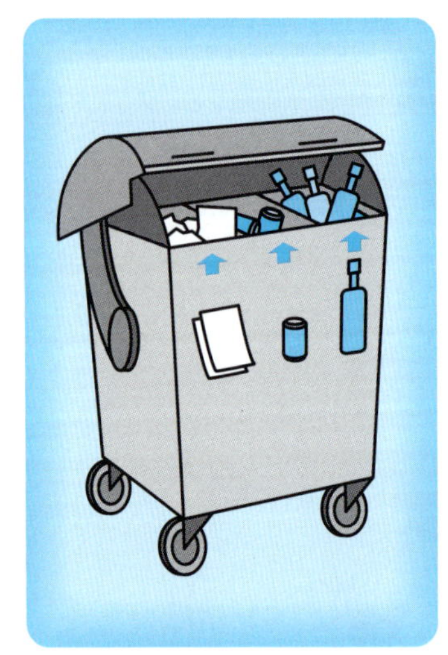

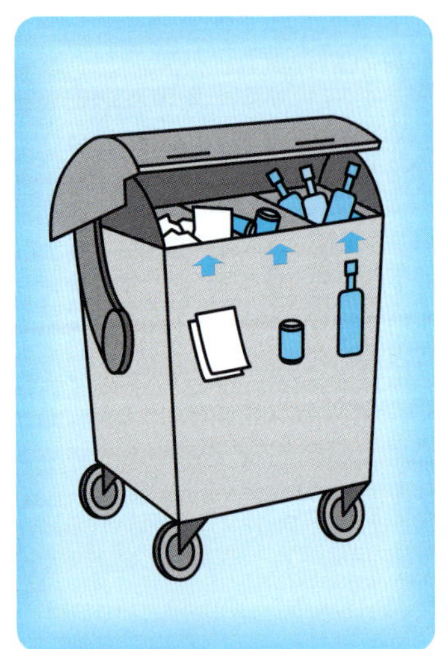

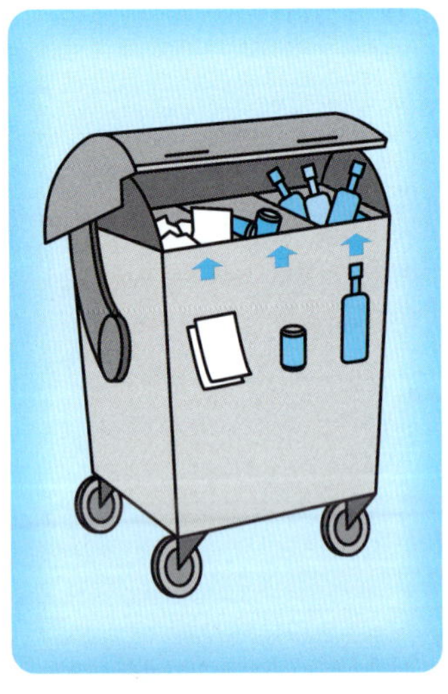

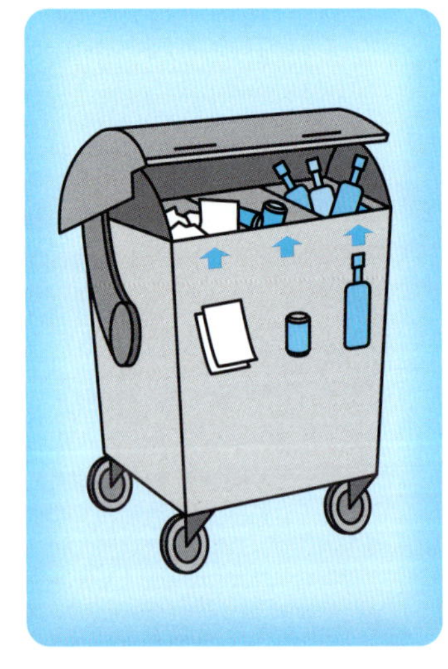

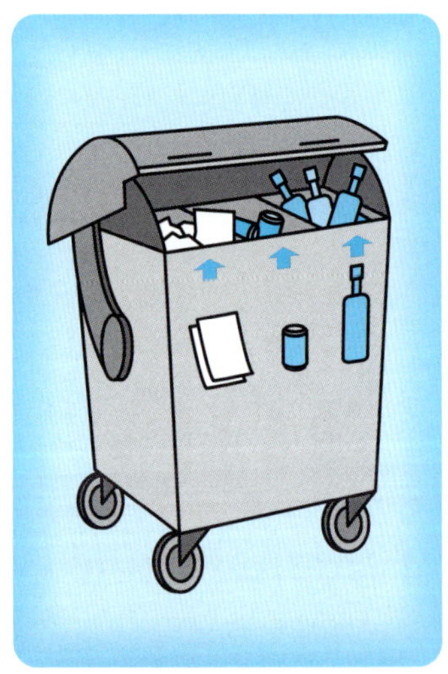

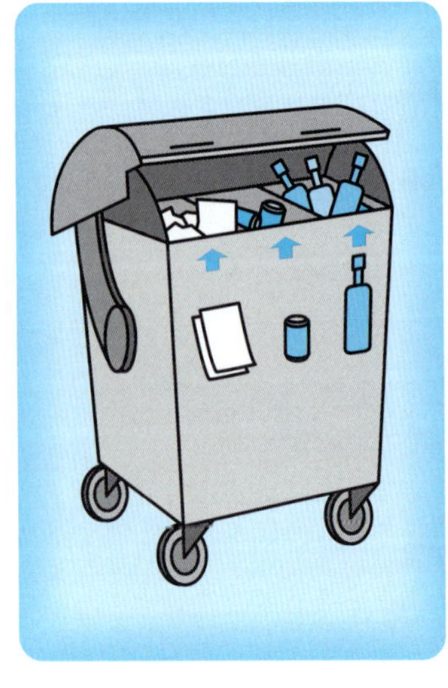

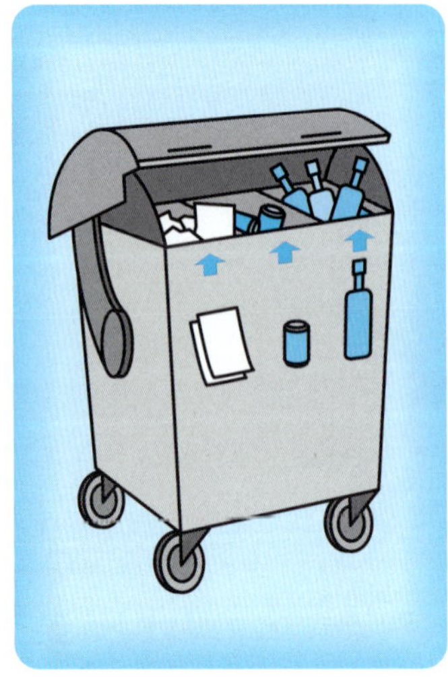

Kurzvorstellung und Inhalt

Die Lernenden wiederholen mit 4–6 Spielern pro Spielgruppe Grundbegriffe zur allgemeinen Krankheitslehre.

Zielgruppe sind medizinische und pflegerische Schulformen.

Folgende **Lerninhalte** werden vorausgesetzt: Tumore, Entzündungen, Fieber, Terminologie, Krankheitsursachen und -verläufe.

Materialienbox

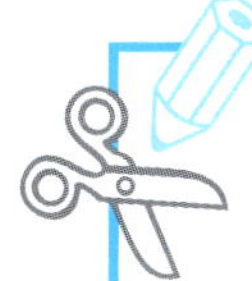

- M1 Spielregeln (einmal pro Spielgruppe)
- M2–M7 Spielkarten (1 komplettes Kartenspiel pro Spielgruppe)
- M8 Rückseite Spielkarten

Zusatzmaterial

- 1–2 Scheren und Kleber pro Spielgruppe, falls die Spielkarten nicht vom Lehrer vorbereitet sind

Spielanleitung und didaktische Hinweise

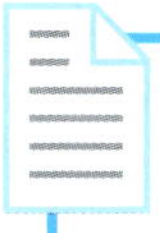

Die Aufteilung der Klasse ist abhängig von der Anzahl der verteilten Karten. Je nach gewünschtem Lernniveau oder Klassenstärke kann die beigefügte Anzahl von 48 Spielkarten pro Gruppe verringert werden. Ein Spiel mit Gruppen von mindestens vier Schülern hat sich bewährt, da die Schüler ansonsten unter Umständen zu viele Spielkarten auf der Hand haben. Sechs Schüler sollten aus Gründen der Übersichtlichkeit und Aufmerksamkeit die maximale Gruppenstärke ausmachen.

Die Schüler setzen sich um einen Tisch und die Karten werden gleichmäßig verteilt. Nun überprüfen die Schüler ihre Karten auf eventuelle Übereinstimmungen von Begriffen und Definitionen und können Pärchen unter Erklärung der Zusammenhänge sofort ablegen. Somit reduziert sich evtl. bereits am Anfang die Anzahl der Handkarten. Nach dieser ersten Phase setzt sich das Spiel entsprechend der Spielregeln (M1) fort.

Wichtig ist, dass sich die Schüler gegenseitig kontrollieren und gegebenenfalls helfen. Alternativ kann jeder Spielgruppe auch ein besonders leistungsstarker Schüler als „Aufpasser“ zugeteilt oder ein beliebiger Schüler mit Lösungen ausgestattet werden. Wird das Spiel mehrmals hintereinander gespielt, wechselt der „Aufpasser“.

Weitere Hinweise und Tipps

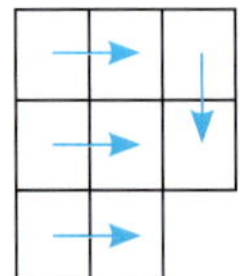

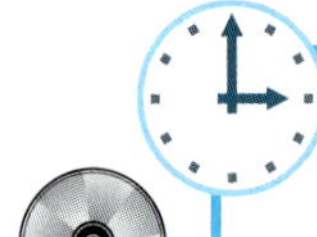

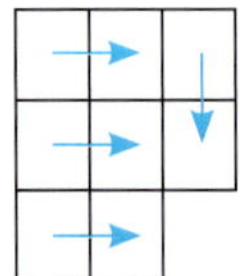

- Die **Spieldauer** beträgt ca. 30 Minuten.
- Auf der Daten-CD können Sie die Einträge der Spielkarten verändern.
- Wenn die Spielkarten je Spielkartensatz auf **farblich unterschiedlichem Papier** fotokopiert werden, lassen sich die Spiele leicht sortieren.
- Die Begriffe und die dazugehörigen Begriffe oder Definitionen sind auf den **Kopiervorlagen** wie folgt angeordnet.

Eigene Notizen

Spielregeln Allgemeine Krankheitslehre „Schwarze Pest" (M1)

Spielregeln

Einleitung: Das Spiel orientiert sich am Gesellschaftsspiel „Schwarzer Peter". Ihr Lehrer sagt Ihnen, wie viele Spieler pro Gruppe mitmachen. Jede Gruppe erhält ein Kartenspiel mit 49 Spielkarten und einer „Schwarzen Pest". Der jüngste Mitspieler mischt die Karten und verteilt sie gleichmäßig an alle Spieler der Gruppe. Ziel des Spieles ist es, Karten-Paare zu finden und diese abzulegen. Die Spielrichtung ist der Uhrzeigersinn.

Durchführung: Bevor das eigentliche Spiel beginnt, überprüft jeder Spieler, ob er „Pärchen" hat. Das bedeutet, dass immer eine „Ausrufezeichenkarte" zu einer „Fragezeichenkarte" passt.

Hier ein **Beispiel:** Sie haben eine Karte mit dem Text *„Definition Entzündungen"* und eine Karte mit der Erklärung *„Abwehrreaktion von Gefäß- und Bindegewebszellen"*. Diese Karten passen zusammen und bilden ein Pärchen.

Jedes Pärchen können Sie bei Spielbeginn vor sich ablegen. Dazu lesen Sie Ihren Gruppenmitgliedern die Inhalte der Karten vor. Wenn alle zustimmen können die Karten auf Ihren Stapel. Falls etwas unklar ist, klären Sie das Problem gemeinsam.

Danach geht das Spiel wie folgt weiter:

- Der Spieler im Uhrzeigersinn nach dem Verteiler beginnt und zieht von diesem eine verdeckte Karte.
- Er überprüft, ob er nun ein weiteres Pärchen hat.
- Wenn ja, darf er das Pärchen vorlesen und ablegen. Achtung: Alle weiteren Spieler achten darauf, ob die Karten auch wirklich zusammen passen.
- Ergibt sich kein neues Pärchen, bleibt die Karte auf der Hand.
- Nun zieht der nächste Spieler.
- Das Spiel ist zu Ende, wenn nur noch ein Spieler eine oder mehrere Karten auf der Hand hat. Dieser Spieler hat verloren.

TIPP: Notieren Sie alle Inhalte, die Ihnen unklar sind. So können Sie später nachschlagen und bestimmte Begriffe noch einmal vertiefen. Noch besser ist es natürlich, wenn Ihre Gruppe falsche Zuordnungen oder Fragen während des Spieles klärt und Sie alle voneinander profitieren!

Spielkarten Allgemeine Krankheitslehre „Schwarze Pest" (M2)

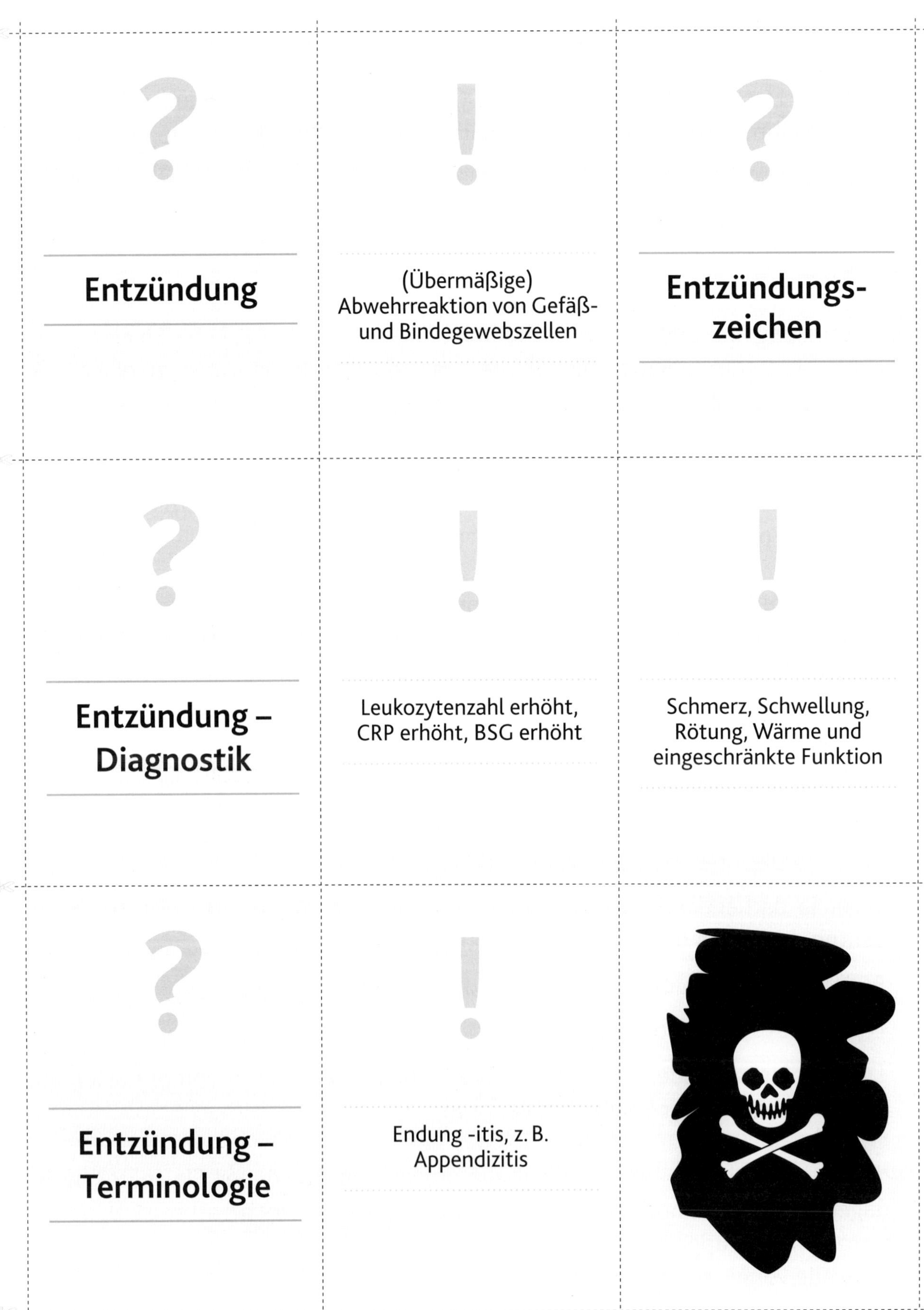

?
Entzündung
!
(Übermäßige)
Abwehrreaktion von Gefäß- und Bindegewebszellen
?
Entzündungs-zeichen
?
Entzündung – Diagnostik
!
Leukozytenzahl erhöht, CRP erhöht, BSG erhöht
!
Schmerz, Schwellung, Rötung, Wärme und eingeschränkte Funktion
?
Entzündung – Terminologie
!
Endung -itis, z. B. Appendizitis

Spielkarten Allgemeine Krankheitslehre „Schwarze Pest" (M3)

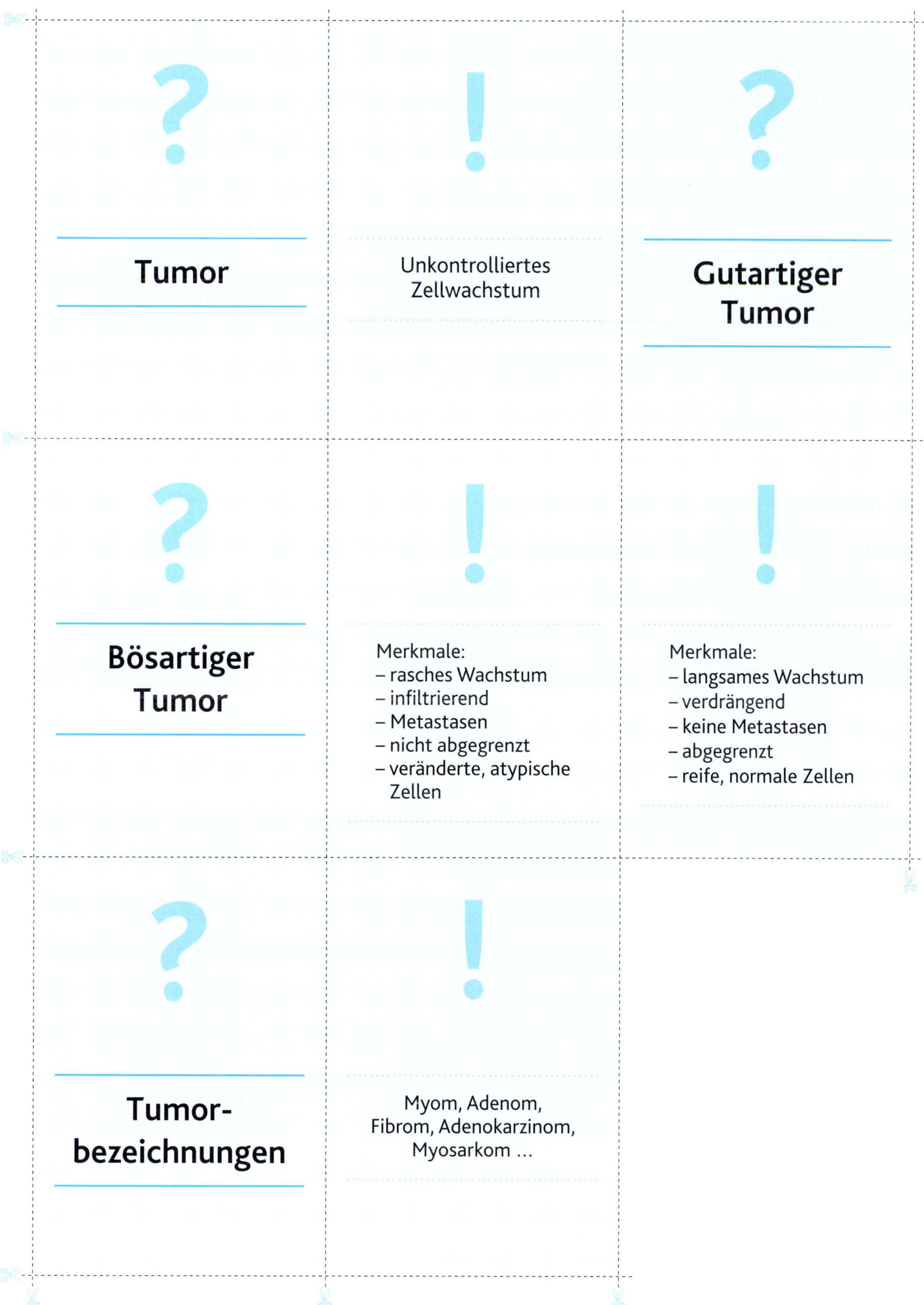

Spielkarten Allgemeine Krankheitslehre „Schwarze Pest" (M4)

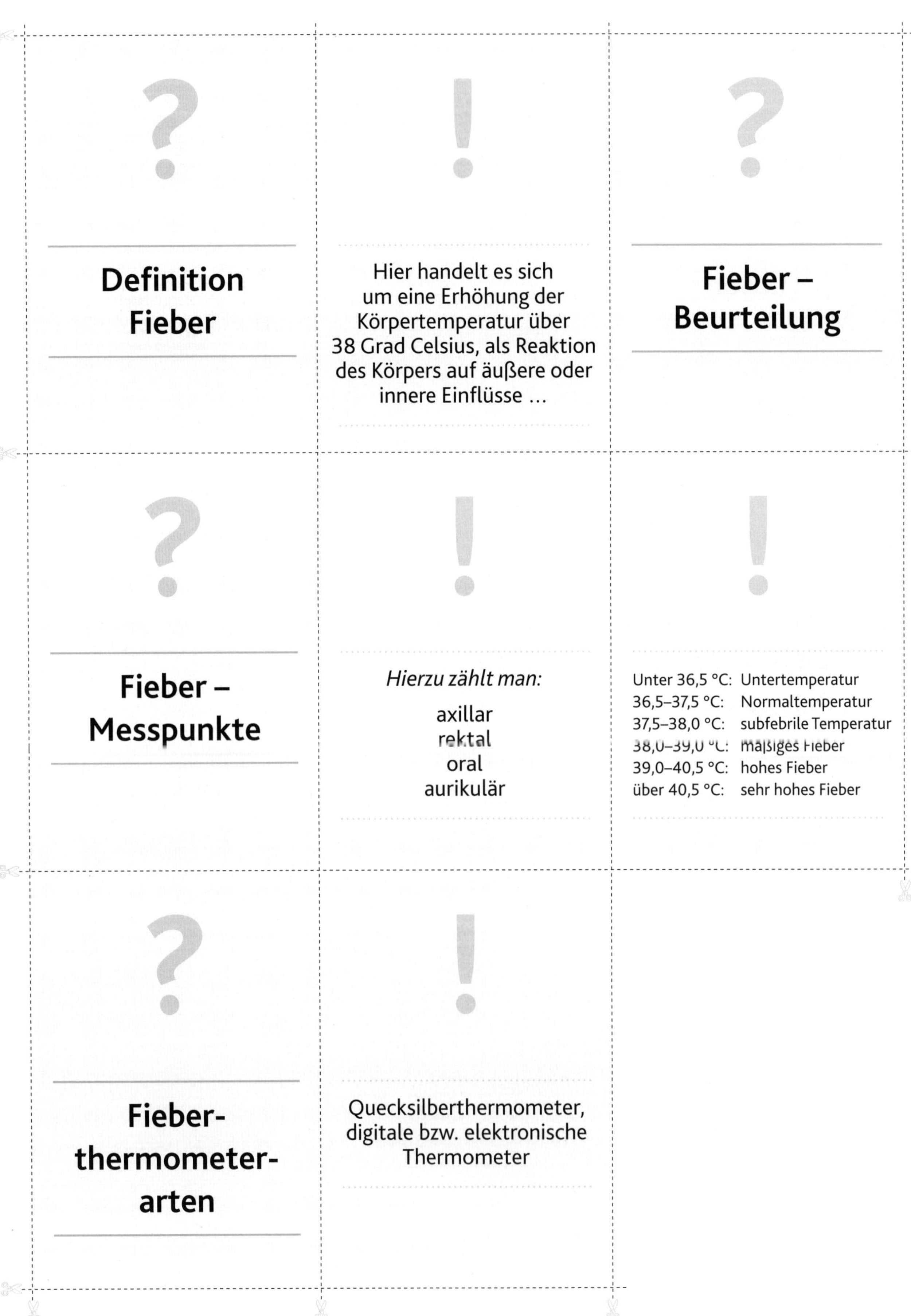

Definition Fieber

Hier handelt es sich um eine Erhöhung der Körpertemperatur über 38 Grad Celsius, als Reaktion des Körpers auf äußere oder innere Einflüsse …

Fieber – Beurteilung

Fieber – Messpunkte

Hierzu zählt man:

axillar
rektal
oral
aurikulär

Unter 36,5 °C:	Untertemperatur
36,5–37,5 °C:	Normaltemperatur
37,5–38,0 °C:	subfebrile Temperatur
38,0–39,0 °C:	mäßiges Fieber
39,0–40,5 °C:	hohes Fieber
über 40,5 °C:	sehr hohes Fieber

Fieberthermometerarten

Quecksilberthermometer, digitale bzw. elektronische Thermometer

Spielkarten Allgemeine Krankheitslehre „Schwarze Pest“ (M5)

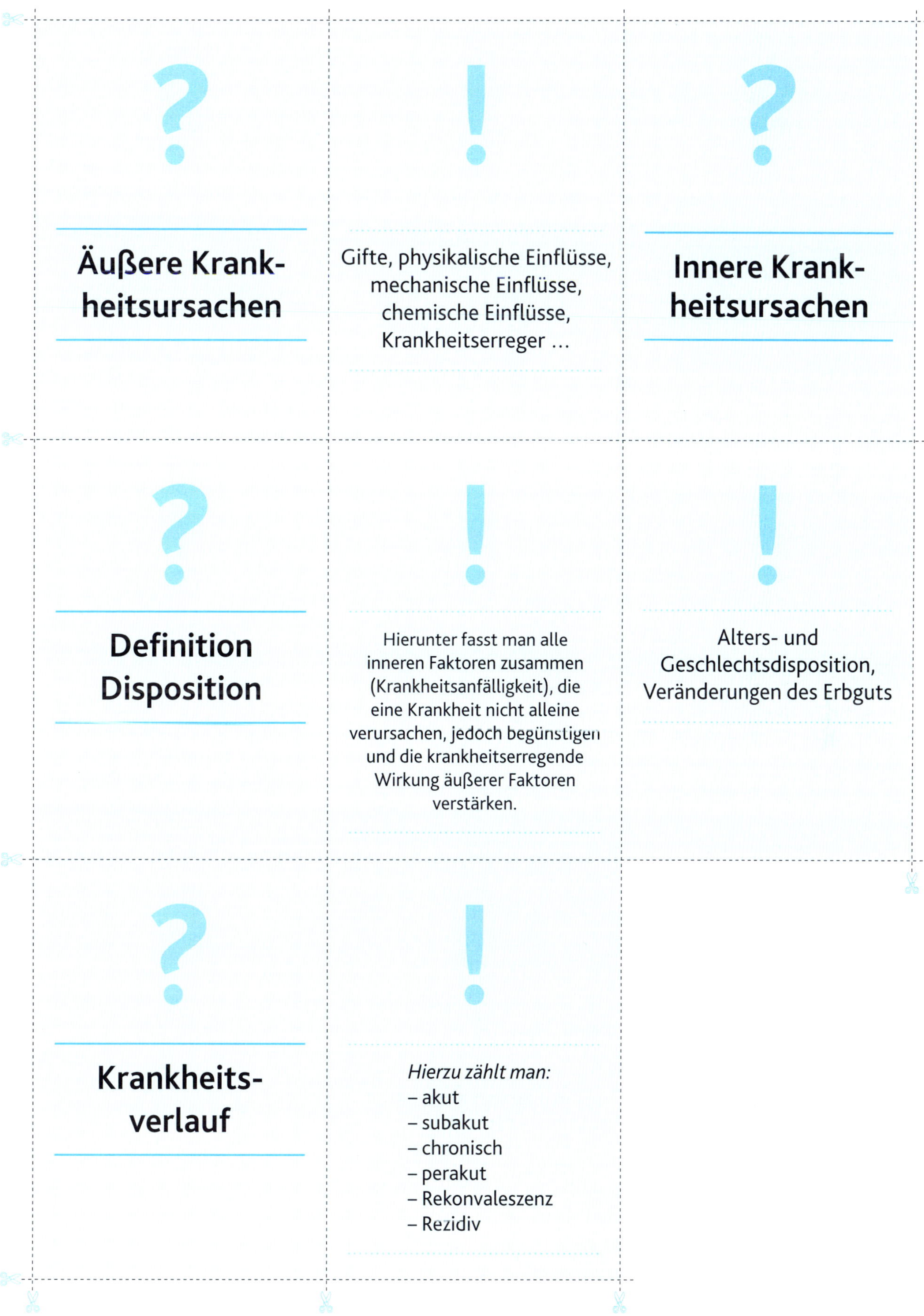

?

Äußere Krankheitsursachen

!

Gifte, physikalische Einflüsse, mechanische Einflüsse, chemische Einflüsse, Krankheitserreger ...

?

Innere Krankheitsursachen

!

Alters- und Geschlechtsdisposition, Veränderungen des Erbguts

?

Definition Disposition

!

Hierunter fasst man alle inneren Faktoren zusammen (Krankheitsanfälligkeit), die eine Krankheit nicht alleine verursachen, jedoch begünstigen und die krankheitserregende Wirkung äußerer Faktoren verstärken.

?

Krankheitsverlauf

!

Hierzu zählt man:

- akut
- subakut
- chronisch
- perakut
- Rekonvaleszenz
- Rezidiv

Spielkarten Allgemeine Krankheitslehre „Schwarze Pest" (M6)

?	!	?
Pathologie	Krankheitslehre	**Anamnese**
Diagnose	Erkennung und Benennung einer Krankheit (diagnosis gr. – Entscheidung)	Krankheitsvorgeschichte (anamnesis gr. – Erinnerung)
Syndrom	Gruppe von gleichzeitig auftretenden Krankheitszeichen (Symptomenkomplex)	

Spielkarten Allgemeine Krankheitslehre „Schwarze Pest" (M7)

? **Symptom**	! Krankheitszeichen	? **Therapie**
? **Prognose**	! Vorhersage des Krankheitsverlaufs, Heilungsaussicht (prognosis gr. – Vorauswissen)	! Behandlung einer Krankheit, Heilverfahren.
? **Biopsie**	! Entnahme von Gewebe beim Lebenden zur anschließenden Untersuchung, z. B. unter dem Mikroskop	

Rückseite Allgemeine Krankheitslehre „Schwarze Pest" (M8)

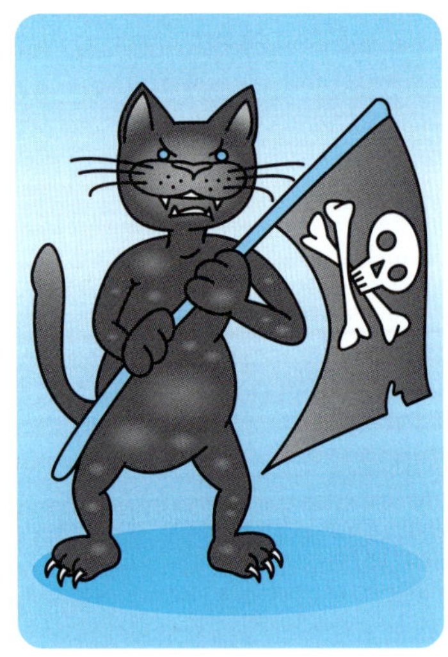
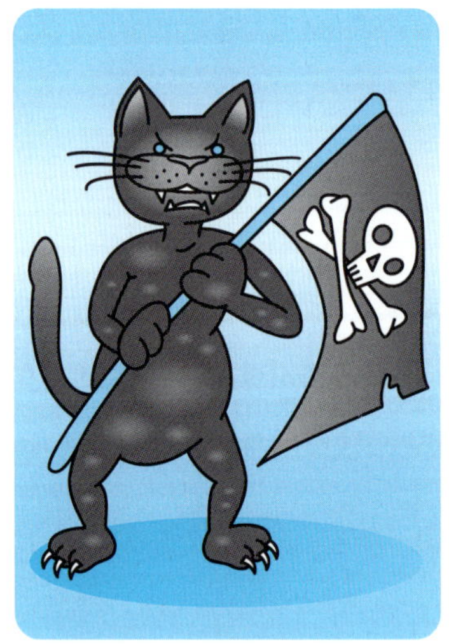
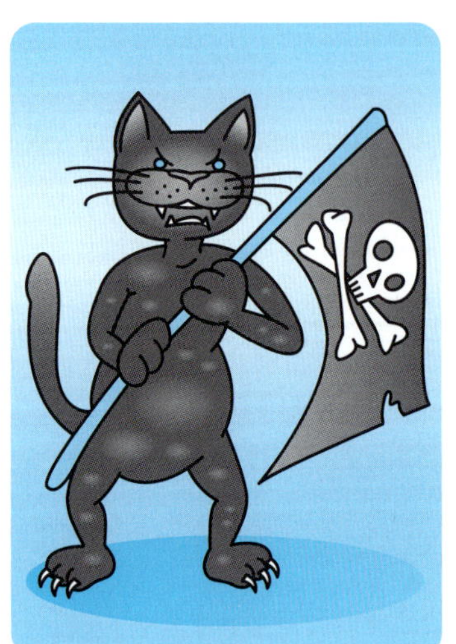
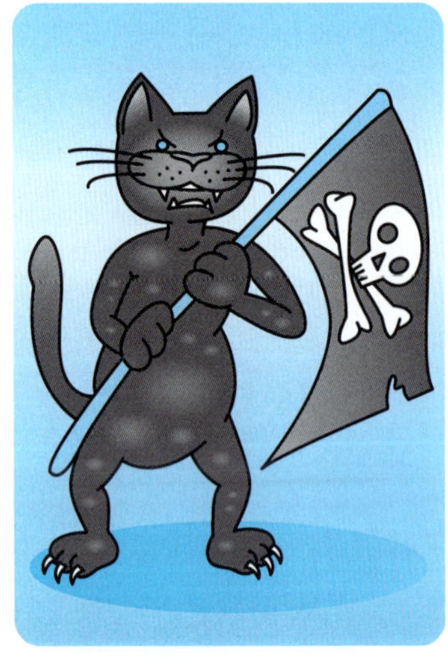
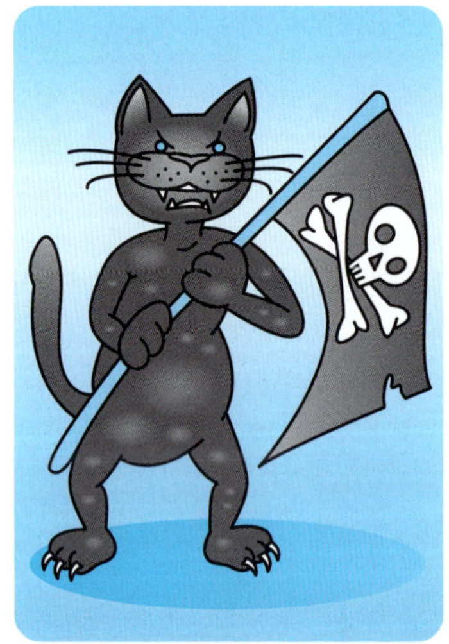
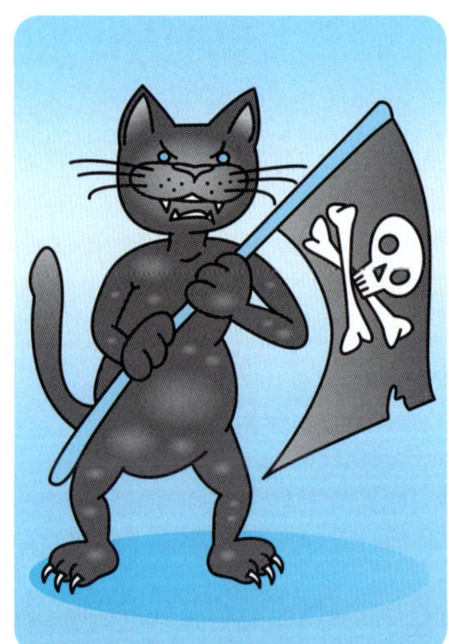
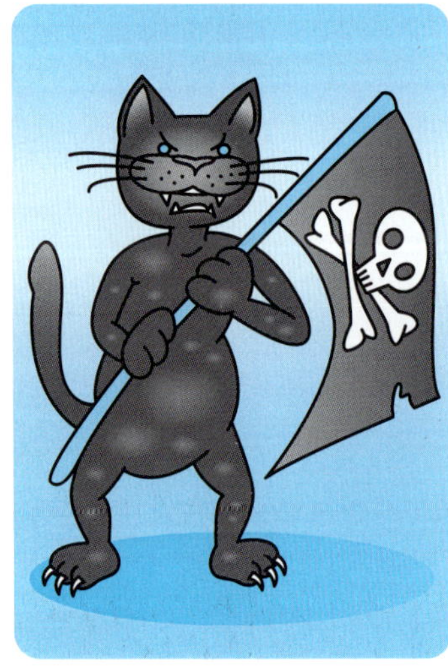
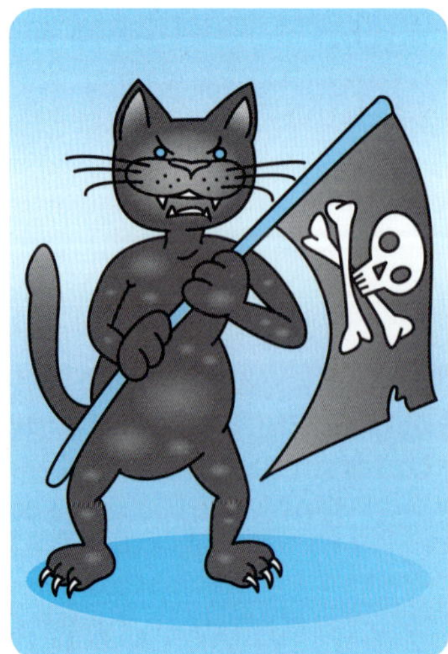

Kurzvorstellung und Inhalt

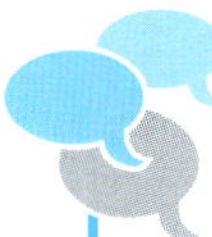

Die Lernenden wiederholen in Gruppen mit 2–4 Spielern Grundbegriffe des Erkrankungsbildes Diabetes mellitus.

Zielgruppe sind medizinische und pflegerische Schulformen.

Folgende Lerninhalte werden vorausgesetzt: Definition, Ursache, Blutzuckerregelkreis, Diagnostik, Spätfolgen, Therapie, Diabetesformen und Notfallsituationen.

Materialienbox

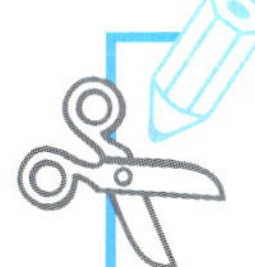

- M1 Puzzle (ein Puzzle pro Spielgruppe)
- M2 Lösungsvorschlag

Zusatzmaterial

- 1 Schere pro Gruppe, falls die Puzzle nicht vom Lehrer vorbereitet sind.

Spielanleitung und didaktische Hinweise

In dem nachfolgenden Puzzle-Spiel wiederholen Ihre Schüler Grundbegriffe des Erkrankungsbildes Diabetes mellitus, indem sie den Grundbegriffen entsprechende Begriffe, Definitionen oder Beispiele zuordnen.

Bewährt hat sich die Durchführung dieser Methode als Partnerarbeit oder in Kleingruppen mit drei oder maximal vier Schülern. Dazu setzen sich die Schüler gegenüber an einen Tisch und setzen die Puzzle-Teile sinnvoll zusammen. Die Puzzleteile sind so konzipiert, dass sie von unterschiedlichen Tischseiten gelesen werden können.

Besonders lernschwache Schüler neigen dazu, die Teile zu – oder aus ihrer Sicht – schönen Formen zusammen zu legen. Mithilfe der beiliegenden Musterlösung (M2) können Sie die Richtigkeit der Schülerergebnisse schnell überprüfen.

Die Methode ist als Unterrichtseinstieg zur Auffrischung der im Puzzle enthaltenen Begriffe ebenso denkbar, wie als Auflockerung im Unterricht oder als Differenzierungsmöglichkeit für Schüler, die mit Arbeitsaufträgen oder Praxisfällen zu dem Thema vorzeitig fertig geworden sind. Durch die „Überkopfplatzierung“ auf den Puzzleteilen bringen Sie Bewegung in Ihren Unterricht und motivieren Ihre Schüler durch Ihre abwechslungsreiche Unterrichtsdurchführung.

Weitere Hinweise und Tipps

- Die **Spieldauer** liegt zwischen 10 und 20 Minuten.
- Lassen Sie die Schüler die Puzzleteile auseinander schneiden, so sind Sie sicher, dass kein Teil fehlt bzw. das Puzzle **vollständig** ist.
- Wenn die Puzzleteile auf **farblich unterschiedlichem Papier** fotokopiert sind, lassen sich die Puzzle leicht sortieren.
- Halten Sie für die Gruppe, die am schnellsten die richtige Lösung gefunden hat, eine **Überraschung** bereit.
- Sie können mit der beiliegenden **Daten-CD** das Puzzle auch mit anderen Schwerpunkten oder für andere Krankheitsbilder verwenden.

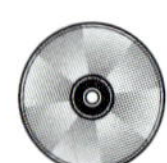

Eigene Notizen

Puzzleteile Diabetes mellitus (M1)

Arbeitsauftrag: Zerschneiden Sie die einzelnen Dreiecke. Setzen Sie sie so zusammen, dass jeweils ein Grundbegriff mit einem dazugehörigen Begriff, entsprechender Definition oder einem passenden Beispiel aneinander liegt.

Achtung: Zu manchen Begriffen ist kein passendes Gegenstück vorhanden! Diese Begriffe liegen außen.

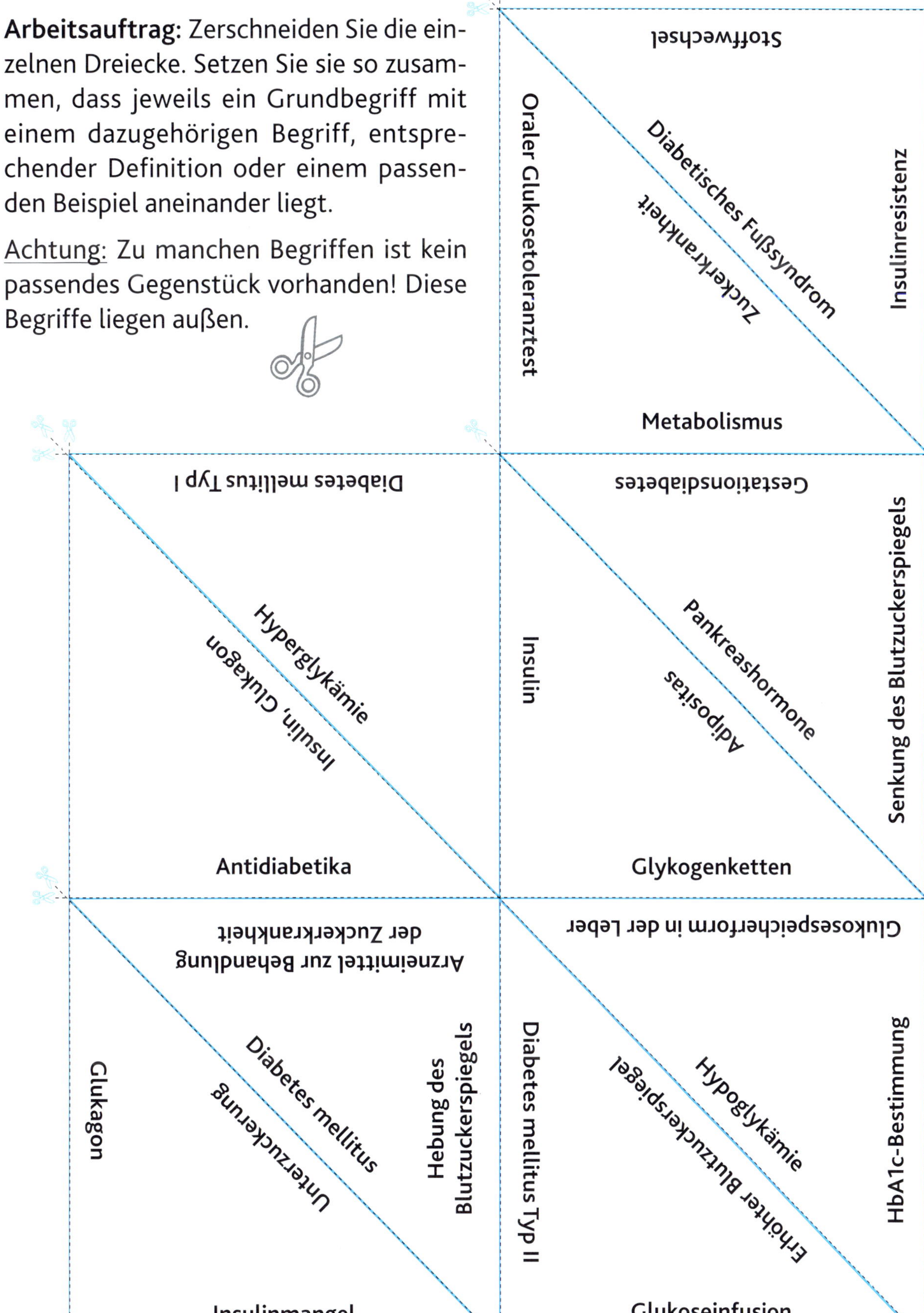

Lösungsvorschlag Diabetes mellitus (M2)

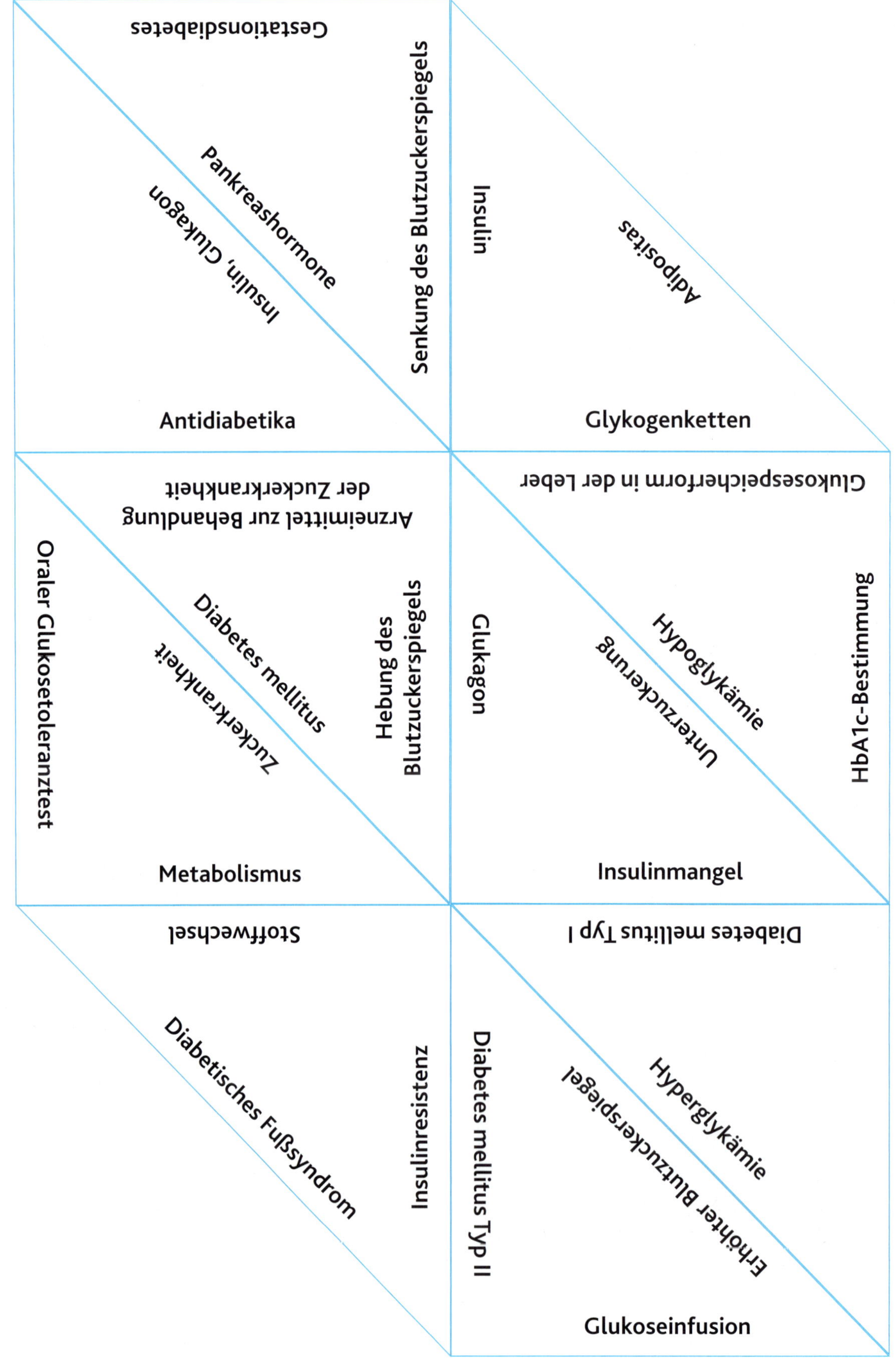
Gestationsdiabetes
Pankreashormone
Insulin, Glukagon
Senkung des Blutzuckerspiegels
Antidiabetika
Insulin
Adipositas
Glykogenketten
Arzneimittel zur Behandlung der Zuckerkrankheit
Oraler Glukosetoleranztest
Diabetes mellitus
Zuckerkrankheit
Hebung des Blutzuckerspiegels
Metabolismus
Glukosespeicherform in der Leber
Glukagon
Hypoglykämie
Unterzuckerung
HbA1c-Bestimmung
Insulinmangel
Stoffwechsel
Diabetisches Fußsyndrom
Insulinresistenz
Diabetes mellitus Typ I
Diabetes mellitus Typ II
Hyperglykämie
Erhöhter Blutzuckerspiegel
Glukoseinfusion

Infektionen „Höchstgebot“

Kurzvorstellung und Inhalt

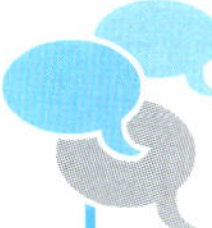

Die Lernenden wiederholen mit 3–5 Spielern pro Spielgruppe Grundlagen von Infektionen durch unterschiedliche Mikroorganismen.

Zielgruppe sind medizinische und pflegerische Schulformen.

Folgende Lerninhalte werden vorausgesetzt: Kenntnisse über verschiedene Mikroorganismen, bakterielle Infektionskrankheiten, Virusinfektionen, Infektionen durch Protozoen und Pilze (u. a. Therapie, Ursache etc.).

Materialienbox

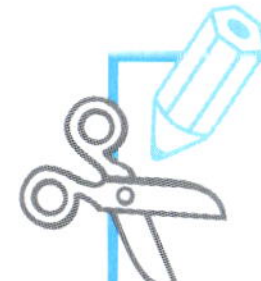

- M1 Spielregeln (einmal pro Spielgruppe)
- M2 Angebotskatalog (einmal pro Schüler)
- M3 Lösungsvorschlag (einmal für den Lehrer)
- M4 Gruppenkarte (einmal pro Spielgruppe)
- M5 Auswertungsfolie (einmal auf Folie für Auktionator)

Zusatzmaterial
- OHP, Folienstift, Taschenrechner

Spielanleitung und didaktische Hinweise

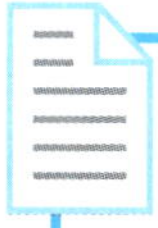

Die Klasse wird in Kleingruppen mit drei bis fünf Schülern aufgeteilt und an akustisch voneinander getrennte Gruppentische gesetzt. Jede Gruppe erhält die Spielregeln, Angebotskataloge und eine Gruppenkarte, auf der jede Gruppe nach dem Prinzip einer Internetauktion Gebote auf die jeweiligen Aussagen abgibt. Bei lernschwachen Klassen werden die Regeln im Plenum vorgelesen und besprochen, um eventuelle Fragen gemeinsam zu klären.

Für die Erarbeitungsphase bis zur Abgabe der Gruppenangebote erhalten die Schüler je nach Leistungsniveau 20 bis 30 Minuten Zeit. Achten Sie in dieser Phase darauf, dass die Schüler zuerst in Einzelarbeit die Aussagen durchgehen, bevor sie in der Gruppe eine gemeinsame Lösung und Vorgehensweise besprechen. Nach Abgabe der Gruppenkarten (hier haben die Gruppen für jede These ein Höchstgebot und eine Wertung bezüglich der Thesen notiert) wertet der Auktionator – in der Regel der Lehrer – gemeinsam mit der Klasse die Thesen aus. Der Auktionator überprüft zuerst, welche Gruppe die meisten Höchstgebote abgegeben hat. Diese erhält gemäß den Regeln einen Sonderbonus. Anschließend liest die Gruppe, die auf die jeweilige These am meisten geboten hat, diese vor und bewertet deren Korrektheit. Nach jeder These wird der Punktestand auf der Auswertungsfolie aktualisiert.

Weitere Hinweise und Tipps

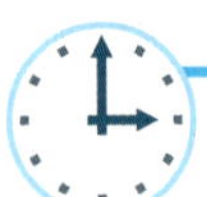

- Die **Spieldauer** liegt ca. 45 bis 60 Minuten.
- Achten Sie darauf, dass die Lösungen allen Schülern klar werden. Es hat sich bewährt, die Schüler nach der siebten These in Einzel- oder Partnerarbeit eine **Korrektur** verfassen zu lassen, damit die Schüler nicht mit „falschen“ Aussagen in der Mappe nach Hause gehen. Diese Aufgabe kann auch eine sinnvolle Hausaufgabe sein.
- Besonders **leistungsstarke Teilnehmer** können als Beobachter den Gruppen beisitzen und die Qualität der Lösungen überprüfen.

Eigene Notizen

Spielregeln

1. Jede Gruppe erhält virtuelle 360,00 Euro, eine Gruppenkarte zur Abgabe der Höchstgebote und pro Schüler einen Angebotskatalog. Dieser enthält Thesen zurm Thema Infektionen, die entweder richtig oder falsch sind. Ziel des Spiels ist es, richtige Aussagen zu erkennen und falsche Aussagen zu korrigieren. Dabei kann jede Gruppe ihr Startkapital entsprechend den aufgeführten Regeln mehren. Es gewinnt die Gruppe mit dem höchsten Endkapital.
2. Jeder Schüler einer Gruppe liest sich die Aussagen des Angebotskataloges zunächst alleine durch.
3. Anschließend berät die Gruppe gemeinsam, welche Thesen richtig und welche falsch sind. Weiterhin klärt die Gruppe, wie die falschen Aussagen korrigiert werden können.
4. Nun können die Thesen ersteigert werden. Jede Gruppe legt fest, wie viel Geld sie pro These bietet. Auf jede Aussage des Versteigerungskataloges muss in 1-Euro-Schritten mindestens 1,00 Euro geboten werden. Das Höchstgebot wird auf dem Gebotsblatt notiert. Tipp: Achten Sie darauf, dass die anderen Gruppen Ihr Gebot nicht mitbekommen. Das Startkapital muss vollständig auf alle Aussagen verteilt werden.
5. Die Gebotskarten werden beim Auktionator abgegeben.
6. Die Gruppe mit dem jeweiligen Höchstgebot pro Aussage liest diese vor, gibt an, ob diese richtig oder falsch ist und korrigiert eventuelle Fehler. Haben mehrere Gruppen für eine These ein identisches Höchstgebot abgegeben, so erhält die Gruppe den Zuschlag, die auf eine beliebige These das höchste Gebot abgegeben hat. Ergibt auch das keine Klärung, lost der Auktionator aus.
7. Eine Geldmehrung erfolgt nach dem folgenden Schema:
   a) Die Gruppe mit den meisten Höchstgeboten erhält eine Gutschrift über 60,00 Euro. Haben zwei Gruppen gemeinsam die meißten Höchstgebote, erhalten beide Gruppen jeweils 30,00 Euro, bei drei Gruppen jeweils 20,00 Euro und bei vier Gruppen 10,00 Euro.
   b) Eine korrekte These wird als korrekt erkannt: Das Höchstgebot wird mit 1,5 multipliziert. Zusätzlich erhält die Gruppe eine Sonderzahlung von 20,00 Euro.
   c) Eine korrekte These wird nicht als korrekt erkannt. Das Höchstgebot verfällt.
   d) Eine fehlerhafte These wird als falsch erkannt und richtig korrigiert. Das Höchstgebot wird mit 2 multipliziert. Die Gruppe erhält eine Sonderzahlung von 40,00 Euro.
   e) Eine fehlerhafte These wird als korrekt erkannt. Das Höchstgebot verfällt.
   f) Gruppen, die nicht das Höchstgebot abgegeben haben, behalten das auf die jeweilige These gebotene Geld.
   g) Gruppen, die nicht das Höchstgebot abgegeben haben, erhalten für eine korrekte Zuordnung des Wahrheitsgehaltes einer These auf ihrer Gruppenkarte (richtig oder falsch) 10,00 Euro.

Angebotskatalog Infektionen „Höchstgebot" (M2)

Nr.	Aussage	R/F	Korrektur
1	Durch den Einsatz von Antibiotika haben viele bakterielle Erkrankungen ihren Schrecken verloren. Antibiotika greifen an verschiedenen Stellen des Bakteriums an. Problematisch sind diesbezüglich die ständig steigenden Antibiotikaresistenzen.		
2	Viren haben unterschiedliche Strategien, um ihren Wirtsorganismus zu beeinflussen. Sie vermehren sich durch das Hineinschlüpfen in eine nicht mehr lebende Zelle und vermehren sich dort durch Mitose. Viren erkennen ihre Wirtszelle genau und können sich nur in einer für sie geeigneten Zelle vermehren, wie beispielsweise ein Hepatitisvirus, das sich nur in Leberzellen vermehren kann.		
3	Wegen der Vorliebe der Pilze für Zucker treten Pilzkrankheiten bei Diabetikern gehäuft auf, da in ihrem Blut und Gewebe die Zuckerkonzentration hoch ist. Von Pilzen hervorgerufene Krankheiten heißen Mykosen. Allergien durch eingeatmete Schimmelpilze und Vergiftungen durch Pilzgifte aus verschimmelten Lebensmitteln oder aus Giftpflanzen zählen nicht dazu.		
4	Protozoen sind tierische Zweizeller, die für die Mikroorganismen eine geringe Größe aufweisen. Sie sind „voll ausgestattete" Zellen mit Zellkern, Mitochondrien und weiteren Organellen. Die Vermehrung der Protozoen verläuft unterschiedlich; durch Teilung oder kompliziert über verschiedene Stadien die sogar in verschiedenen Wirten bzw. Wirtstieren stattfinden können, wie bei der Toxoplasmose. Besonders kompliziert ist die Vermehrung der Malariaerreger, die viele Entwicklungsstadien in der Mücke, die selber an Malaria erkrankt und die Malaria überträgt, und im infizierten Menschen durchlaufen.		
5	Antivirale Medikamente, die Virostatika, hemmen auf unterschiedliche Weise die Virusvermehrung in den Zellen. Manche erschweren das Einschleusen der Virus-Erbsubstanz, andere das Umschreiben der Virus-DNA in Wirtszell-DNA, z. B. Tamiflu® bei Schweinegrippe. Bei anderen Viruserkrankungen wird dagegen eher symptomatisch behandelt oder mit einer Impfung vorgebeugt, wie beispielsweise: Scharlach, Mumps, Röteln, FSME, Tetanus, Diphterie oder Tbc.		
6	Viele Bakterien wurden Ende des 19. Jahrhunderts durch Robert Koch, Louis Pasteur u. a. entdeckt. Beispiele sind Borrelien (Mückensticherkrankung), Legionellen (Legionärskrankheit) und Helikobacter pylori (Keuchhustenerreger).		
7	Antimykotika sind Arzneimittel gegen Pilzinfektionen (Mykosen, wie z. B. Soor, Fußpilz). Am häufigsten werden Produkte für die äußerliche Anwendung verwendet (lokale Anwendung erkrankter Mykosebereiche) mit Cremes, Gelen und Sprays z. B. Kadefungin®.		

Lösungsvorschlag Infektionen „Höchstgebot" (M3)

Nr.	Aussage	R/F
1	*Durch den Einsatz von Antibiotika haben viele bakterielle Erkrankungen ihren Schrecken verloren. Antibiotika greifen an verschiedenen Stellen des Bakteriums an. Problematisch sind diesbezüglich die ständig steigenden Antibiotikaresistenzen.*	R
2	*Viren haben unterschiedliche Strategien, um ihren Wirtsorganismus zu beeinflussen. Sie vermehren sich durch das Hineinschlüpfen in eine ~~nicht mehr~~ lebende Zelle und vermehren sich dort durch Umprogrammieren des Stoffwechsels der Wirtszelle. Viren erkennen ihre Wirtszelle genau und können sich nur in einer für sie geeigneten Zelle vermehren, wie beispielsweise ein Hepatitisvirus, das sich nur in Leberzellen vermehren kann.*	F
3	*Wegen der Vorliebe der Pilze für Zucker treten Pilzkrankheiten bei Diabetikern gehäuft auf, da in ihrem Blut und Gewebe die Zuckerkonzentration hoch ist. Von Pilzen hervorgerufene Krankheiten heißen Mykosen. Allergien durch eingeatmete Schimmelpilze und Vergiftungen durch Pilzgifte aus verschimmelten Lebensmitteln oder aus Giftpflanzen zählen nicht dazu.*	R
4	*Protozoen sind tierische Einzeller, die für die Mikroorganismen eine beachtliche Größe aufweisen. Sie sind „voll ausgestattete" Zellen mit Zellkern, Mitochondrien und weiteren Organellen. Die Vermehrung der Protozoen verläuft unterschiedlich; durch Teilung oder kompliziert über verschiedene Stadien die sogar in verschiedenen Wirten bzw. Wirtstieren stattfinden können, wie bei der Toxoplasmose. Besonders kompliziert ist die Vermehrung der Malariaerreger, die viele Entwicklungsstadien in der Mücke, die ~~selber an Malaria erkrankt und~~ die Malaria überträgt, und im infizierten Menschen durchlaufen.*	F
5	*Antivirale Medikamente, die Virostatika, hemmen auf unterschiedliche Weise die Virusvermehrung in den Zellen. Manche erschweren das Einschleusen der Virus-Erbsubstanz, andere das Umschreiben der Virus-DNA in Wirtszell-DNA usw. z. B. Tamiflu® bei Schweinegrippe. Bei anderen Viruserkrankungen wird dagegen eher symptomatisch behandelt oder mit einer Impfung vorgebeugt, wie beispielsweise: ~~Scharlach~~, Mumps, Röteln, FSME, ~~Tetanus, Diphterie oder Tbc~~.*	F
6	*Viele Bakterien wurden Ende des 19. Jahrhunderts durch Robert Koch, Louis Pasteur u. a. entdeckt. Beispiele sind Borrelien (Zeckensticherkrankung), Legionellen (Legionärskrankheit) und Helikobacter pylori (Magenkeim).*	F
7	*Antimykotika sind Arzneimittel gegen Pilzinfektionen (Mykosen, wie z. B. Soor, Fußpilz etc.). Am häufigsten werden Produkte für die äußerliche Anwendung verwendet (lokale Anwendung erkrankter Mykosebereiche) mit Cremes, Gelen und Sprays z. B. Kadefungin®.*	R

Gruppenkarte Infektionen „Höchstgebot" (M4)

Gruppe Nr.

Gruppenmitglieder:

Nr.	Unser Höchstgebot	R/F
1	.... EUR	
2	+ .... EUR	
3	+ .... EUR	
4	+ .... EUR	
5	+ .... EUR	
6	+ .... EUR	
7	+ .... EUR	
Summe	= 360 EUR	

Gruppe Nr.

Gruppenmitglieder:

Nr.	Unser Höchstgebot	R/F
1	.... EUR	
2	+ .... EUR	
3	+ .... EUR	
4	+ .... EUR	
5	+ .... EUR	
6	+ .... EUR	
7	+ .... EUR	
Summe	= 360 EUR	

Auswertungsfolie Infektionen „Höchstgebot“ (M5)

Auswertung	Gruppe 1	Gruppe 2	Gruppe 3	Gruppe 4	Gruppe 5
Grundkapital	360,00	360,00	360,00	360,00	360,00
Max. Höchstgebote (60,00 EUR)					
These 1					
These 2					
These 3					
These 4					
These 5					
These 6					
These 7					
Endkapital					

a) Die Gruppe mit den meisten Höchstgeboten erhält eine Gutschrift über 60 Euro. Haben zwei Gruppen gemeinsam die meisten Höchstgebote, erhalten beide Gruppen jeweils 30 Euro, bei drei Gruppen jeweils 20 Euro und bei vier Gruppen 10 Euro.

b) Eine korrekte These wird als korrekt erkannt: Das Höchstgebot wird mit 1,5 multipliziert. Zusätzlich erhält die Gruppe eine Sonderzahlung von 20 Euro.

c) Eine korrekte These wird nicht als korrekt erkannt. Das Höchstgebot verfällt.

d) Eine fehlerhafte These wird als falsch erkannt und richtig korrigiert. Das Höchstgebot wird mit 2 multipliziert. Die Gruppe erhält eine Sonderzahlung von 40 Euro.

e) Eine fehlerhafte These wird als korrekt erkannt. Das Höchstgebot verfällt.

f) Gruppen, die nicht das Höchstgebot abgegeben haben, behalten das auf die jeweilige These gebotene Geld.

g) Gruppen, die nicht das Höchstgebot abgegeben haben, erhalten für eine korrekte Zuordnung des Wahrheitsgehaltes einer These auf ihrer Gruppenkarte (richtig oder falsch) 10 Euro.

Kurzvorstellung und Inhalt

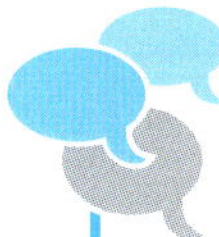

Die Lernenden wiederholen mit 2–4 Spielern pro Spielgruppe wichtige Grundbegriffe der Arzneimittellehre.

Zielgruppe sind medizinische und pflegerische Schulformen.

Folgende Lerninhalte werden vorausgesetzt: Definitionen, Arzneimittelformen, -applikationen und -gruppen.

Materialienbox

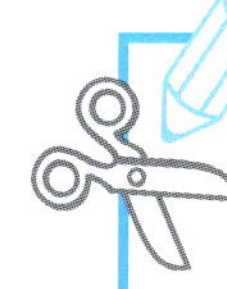

- M1–M7 Memorykarten (1 komplettes Kartenspiel pro Spielgruppe)
- M8 Rückseite Spielkarten

Zusatzmaterial
- 1–2 Scheren pro Spielgruppe, falls die Memorykarten nicht vom Lehrer vorbereitet sind
- Variante Bodenmemory: Klebestreifen, Haftpunkte

Spielanleitung und didaktische Hinweise

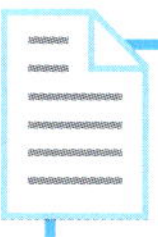

Die Klasse wird in Kleingruppen mit zwei bis vier Schülern aufgeteilt, welche sich anschließend um einen Tisch setzen. Vermeiden Sie große Gruppentische, damit die Memorykarten von allen Schülern gelesen werden können. Daher sind auch größere Spielgruppen zu vermeiden. Die Regeln für das Memoryspiel sind einfach und werden daher kurz mündlich besprochen. Ziel des Spiels ist es, die meisten Begriffspaare (z. B. ein Begriff mit einer dazugehörigen Definition) von allen Gruppenmitgliedern zu finden.

Die Schüler setzen ich um einen Tisch, die Karten (M1–M7) werden gemischt und verdeckt in der Tischmitte verteilt. Der älteste Schüler dreht nacheinander zwei Karten um und liest den Karteninhalt laut und deutlich vor. Passen die Karten zusammen, darf der Schüler das Paar behalten und ist noch einmal an der Reihe. Passen sie nicht zusammen, ist der im Uhrzeigersinn nächste Schüler an der Reihe. Gewonnen hat derjenige, der am Ende die meisten richtigen Paare gefunden hat.

Wichtig ist, dass sich die Schüler gegenseitig kontrollieren. Alternativ kann ein besonders leistungstarker Schüler bei Unklarheiten an den Tisch gerufen werden oder ein beliebiger Schüler zum selben Zweck mit Lösungen ausgestattet werden.

Weitere Hinweise und Tipps

- Die **Spieldauer** beträgt ca. 30 Minuten.
- Wenn die Memorykarten je Spielsatz auf **farblich unterschiedlichem Papier** fotokopiert sind, lassen sich die Spiele leicht auseinanderhalten.
- Lassen Sie die Gruppen am Ende des Spiels eine **sinnvolle Struktur** aus den Memorykarten legen.

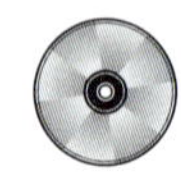

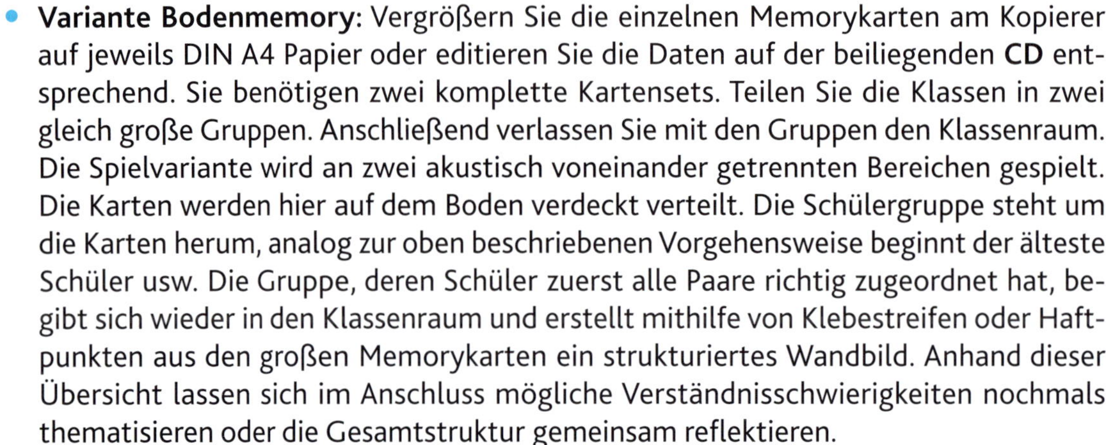

- **Variante Bodenmemory:** Vergrößern Sie die einzelnen Memorykarten am Kopierer auf jeweils DIN A4 Papier oder editieren Sie die Daten auf der beiliegenden **CD** entsprechend. Sie benötigen zwei komplette Kartensets. Teilen Sie die Klassen in zwei gleich große Gruppen. Anschließend verlassen Sie mit den Gruppen den Klassenraum. Die Spielvariante wird an zwei akustisch voneinander getrennten Bereichen gespielt. Die Karten werden hier auf dem Boden verdeckt verteilt. Die Schülergruppe steht um die Karten herum, analog zur oben beschriebenen Vorgehensweise beginnt der älteste Schüler usw. Die Gruppe, deren Schüler zuerst alle Paare richtig zugeordnet hat, begibt sich wieder in den Klassenraum und erstellt mithilfe von Klebestreifen oder Haftpunkten aus den großen Memorykarten ein strukturiertes Wandbild. Anhand dieser Übersicht lassen sich im Anschluss mögliche Verständnisschwierigkeiten nochmals thematisieren oder die Gesamtstruktur gemeinsam reflektieren.
- Bei **lernschwachen Gruppen** sollte die Anzahl der Karten reduziert werden.
- Die Begriffe und die dazugehörigen Definitionen oder Beispiele sind auf der **Kopiervorlage** wie folgt angeordnet:

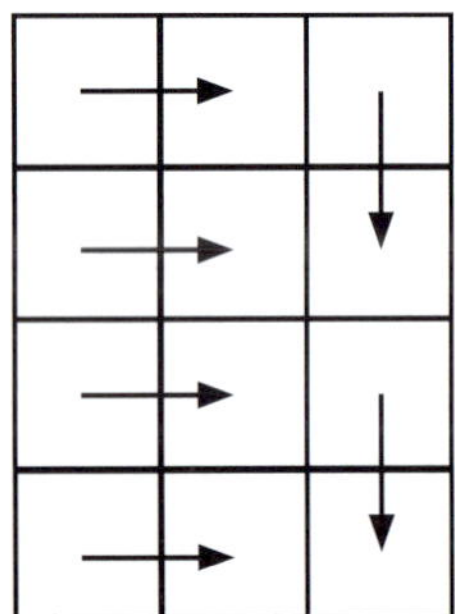

Eigene Notizen

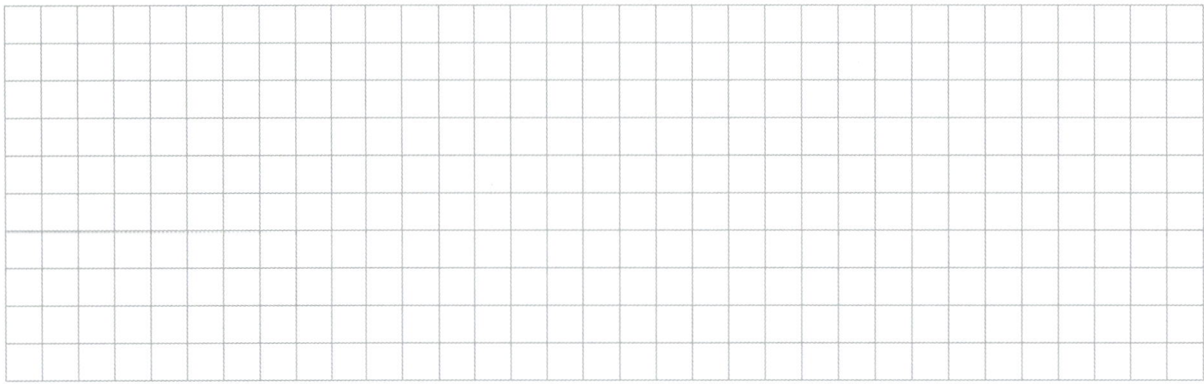

Arzneimittel (Definition)	Stoffe oder Zubereitungen von Stoffen, die dazu dienen Krankheiten zu heilen, zu verhüten, zu lindern oder zu erkennen.	Pharmakologie (Definition)
Toxikologie (Definition)	Lehre von Giften und ihren Wirkungen auf den Körper.	Lehre von Art und Aufbau der Arzneimittel, ihren Wirkungen und Anwendungsgebieten.
Feste Arzneimittel-formen	Tee, Pulver, Granulat, Kapsel, Tabletten, Dragees, Zäpfchen	Streichfähige Arzneimittel-formen
Flüssige Arzneimittel-formen	Lösungen, Tinkturen, Suspensionen, Emulsionen, Mixturen	Salben, Cremes, Pasten, Gele

Gasförmige Arzneimittel-formen	Gase, Aerosole	Lokale Applikation (Definition)
Systemische Applikation (Definition)	Arzneimittel, dass durch die Aufnahme und Verteilung mit dem Blut verabreicht wird (Wirkung im gesamten Organismus).	Arzneimittel, dass örtlich begrenzt an der äußeren Haut oder Schleimhaut wirkt.
Lokale Applikation (Beispiel)	kutan, oral, konjunktival, nasal, pulmonal, rektal, vaginal	Systemische Applikation (Unterscheidung)
Enterale Applikation (Beispiel)	oral, sublingual, rektal	parenteral/enteral

Parenterale Applikation (Definition)	Injektion, Inhalation, perkutan	Nebenwirkungen (Definition)
Wechselwirkungen (Definition)	Auftreten unerwünschter Effekte, bei gleichzeitigem Vorhandensein von zwei oder mehr verschiedenen Arzneimitteln im Körper.	Unerwünschte Begleiterscheinungen bei bestimmungsgemäßem Gebrauch von Arzneimitteln.
Freiverkäufliche Arzneimittel (Bezug)	Sie dürfen auch außerhalb von Apotheken verkauft werden.	Freiverkäufliche Arzneimittel (Beispiele)
Verschreibungspflichtige Arzneimittel (Bezug)	Sie dürfen nur auf ärztliche Verordnung (Rezept) hin von Apotheken an Patienten abgegeben werden.	Natürliche Mineral-, Heil- und Meerwässer, Heilerde, Bademoore, Pflaster, Desinfektionsmittel zum äußeren Gebrauch etc.

Verschreibungs-pflichtige Arzneimittel (Beispiele)	Verordnung von Antibiotika, Antibabypille etc.	Apotheken-pflichtige Arzneimittel (Bezug)
Apotheken-pflichtige Arzneimittel (Beispiel)	Leichte Schmerz- und Beruhigungsmittel	Rezeptfreie, jedoch nur von einer Apotheke abgegebene Arzneimittel.
Analgetika	Arzneimittel gegen Schmerzen	Antiphlogistika
Antiallergika	Arzneimittel zur Behandlung von Allergien	Arzneimittel gegen Schmerzen und Entzündungen

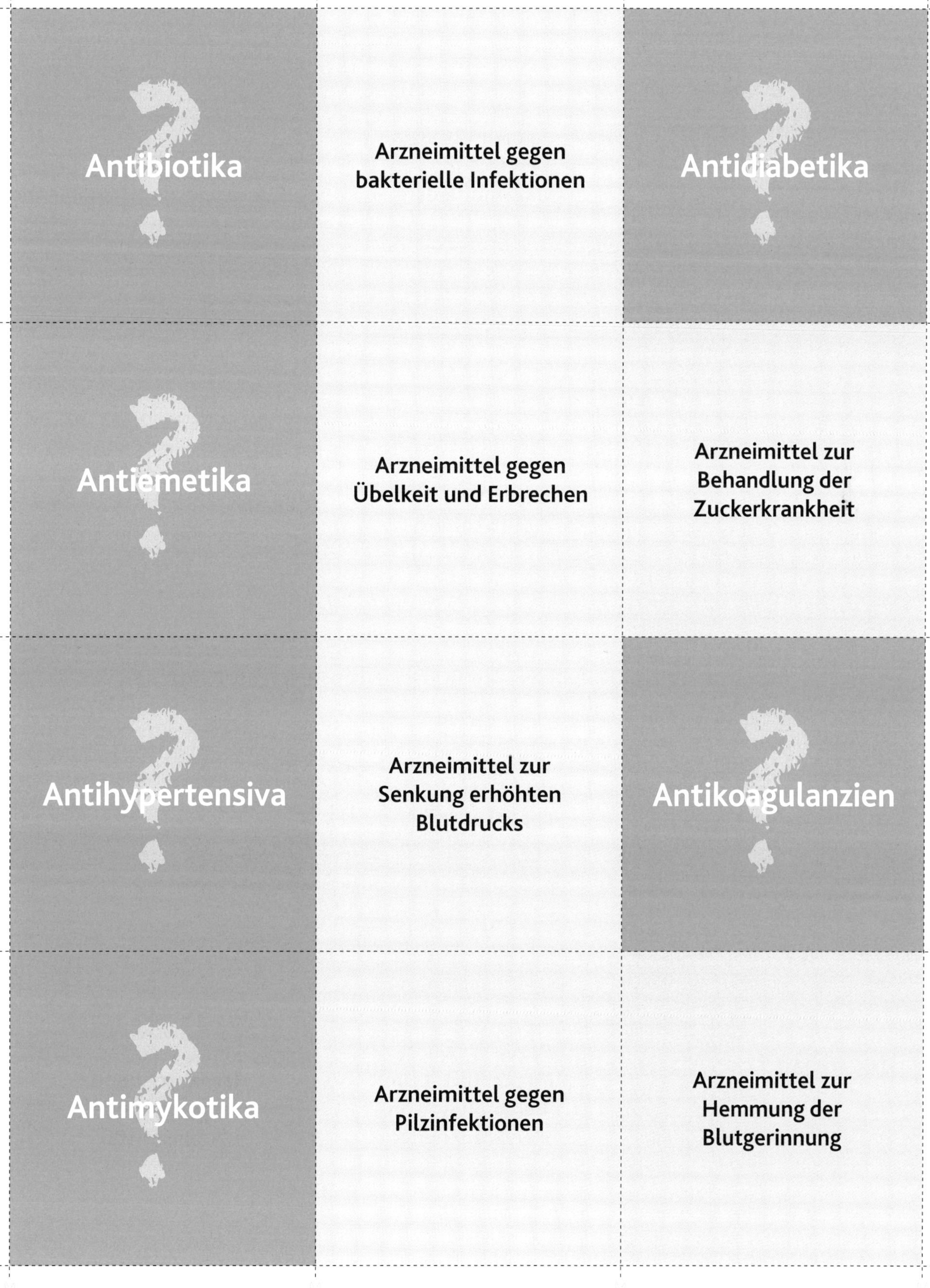
Antibiotika
Arzneimittel gegen bakterielle Infektionen
Antidiabetika
Antiemetika
Arzneimittel gegen Übelkeit und Erbrechen
Arzneimittel zur Behandlung der Zuckerkrankheit
Antihypertensiva
Arzneimittel zur Senkung erhöhten Blutdrucks
Antikoagulanzien
Antimykotika
Arzneimittel gegen Pilzinfektionen
Arzneimittel zur Hemmung der Blutgerinnung

Antiepileptika	Arzneimittel zur Behandlung von Krampfleiden	Antitussiva
Spasmolytika	Arzneimittel zur Behandlung von Krämpfen der glatten Muskulatur	Arzneimittel gegen Husten
Dermatika	Arzneimittel zur Behandlung von Hautkrankheiten	Diuretika
Kardiaka	Arzneimittel zur Behandlung von Herzkrankheiten	Harnantreibende, entwässernde Arzneimittel

Kontrazeptiva	Arzneimittel zur Empfängnisverhütung	Laxantia
Lokalanästhetika	Arzneimittel zur lokalen Betäubung	Arzneimittel gegen Stuhlverstopfung (Abführmittel)
Indikation (Definition)	Heilanzeige, d. h. der medizinische Grund für die Einnahme eines Arzneimittels.	Kontraindikation (Definition)
Kontraindikation (Art)	relative/absolute Kontraindikation	Gegenanzeige, d. h. Zustände, Eigenschaften oder Krankheiten, die die Anwendung eines Arzneimittels verbieten.

Memory Memory Memory
Memory Memory Memory
Memory Memory Memory
Memory Memory Memory

Memory Memory Memory
Memory Memory Memory
Memory Memory Memory
Memory Memory Memory

Memory Memory Memory
Memory Memory Memory
Memory Memory Memory
Memory Memory Memory

Memory Memory Memory
Memory Memory Memory
Memory Memory Memory
Memory Memory Memory

Spezielle Infektionskrankheiten „Lotto"

Kurzvorstellung und Inhalt

Die Lernenden wiederholen mit 2–5 Spielern pro Spielgruppe spezielle Infektionskrankheiten.

Zielgruppe sind medizinische und pflegerische Schulformen.

Folgende Lerninhalte werden vorausgesetzt: Fachbegriffe, Symptome, Therapien, Präventionsmaßnahmen, Infektionswege, Erreger, Diagnostik und Komplikationen von Infektionen durch Bakterien, Viren, Pilze, Protozoen und Prionen.

Materialienbox

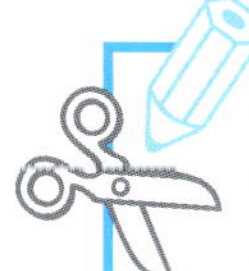

- M1 Spielregeln (einmal pro Spielgruppe)
- M2–M6 Lottospielfelder (1 Spielfeld pro Spieler bzw. bei 2 Spielern jeweils 2)
- M7–M9 Lottokarten (1 Komplettsatz pro Spielgruppe)
- M10 Rückseite Spielfelder und Spielkarten

Zusatzmaterial

- 1–2 Scheren pro Spielgruppe, falls die Lottospielfelder und Lottokarten nicht vom Lehrer vorbereitet sind

Spielanleitung und didaktische Hinweise

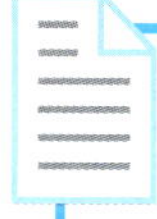

Die Klasse wird in Kleingruppen mit zwei bis fünf Schülern aufgeteilt, wobei jeder Schüler ein anderes Lottospielfeld erhält (M2-M6; bzw. bei 2 Schülern pro Spielgruppe jeweils zwei Lottospielfelder). Jedes Lottospielfeld besteht aus sechs Einzelfeldern. Ziel des Spiels ist es als Erster alle sechs Einzelfelder mit einer passenden Infektionskrankheit abzudecken. Die Schüler setzen sich um einen Tisch, die Lottospielkarten (M7–M9) werden gemischt und verdeckt in der Tischmitte verteilt. Der jüngste Schüler beginnt und deckt eine Lottospielkarte auf und liest die Infektionskrankheit laut und deutlich vor. Passt die Infektionskrankheit zu einem seiner Einzelfelder, liest er den Inhalt des Einzelfeldes ebenfalls laut und deutlich vor, platziert die Lottospielkarte darauf und darf erneut eine Lottospielkarte aufdecken. Passt die Infektionskrankheit nicht zu einem der Einzelfelder, wird die Karte wieder verdeckt in die Tischmitte gelegt und der im Uhrzeigersinn nächste Spieler ist an der Reihe. Bei den Einzelspielfeldern handelt es um Steckbriefe der einzelnen Infektionskrankheiten mit Fachbegriffen, Infektionswegen etc. Hierbei sind für die einzelnen Infektionskrankheiten die Steckbriefe hinsichtlich der Einteilung nicht immer identisch, beispielsweise kann der Bereich Komplikation fehlen oder aber es ist nur eines von mehreren Symptomen aufgelistet etc. Dies liegt daran, dass bei allen Infektionskrankheiten die entsprechend wichtigsten Begriffe verwendet werden, die für die korrekte Zuordnung sinnvoll und ausreichend sind. Gewonnen hat der Schüler, der zuerst alle seine Einzelfelder richtig zugeordnet hat. Wichtig ist, dass sich die Schüler gegenseitig kontrollieren. Alternativ kann ein besonders leistungstarker Schüler bei Unklarheiten an den Tisch gerufen werden.

Weitere Hinweise und Tipps

- Die **Spieldauer** beträgt ca. 20 Minuten.
- Spielen beispielsweise drei Schüler mit drei Spielfeldern, werden trotzdem **alle Lottokarten** auf dem Tisch verteilt. Die nicht benötigten bleiben einfach übrig und müssen vorher nicht von Ihnen aussortiert werden.
- Alternativ können Sie die Lottokarten auch **ohne Spielfelder** nutzen, indem Sie ihre Schüler nacheinander eine Karte ziehen und die entsprechende Infektionskrankheit bzgl. Symptome, Infektionsweg etc. formulieren lassen.
- Für Gruppen, die vor anderen Spielgruppen fertig sind, kann der **Spielanteil erhöht** werden, indem die Schüler die in den Steckbriefen nicht erwähnten fehlenden Begriffe nennen müssen (weitere Symptome etc.).

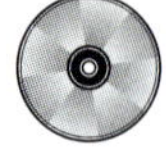

- Mit der beiliegenden **Daten-CD** können Sie nicht unterrichtete Infektionskrankheiten herausnehmen.
- Wenn das Lottospielfeld und die Spielkarten je Spielsatz auf **farblich unterschiedlichem Papier** fotokopiert sind, lassen sich die Spiele leicht sortieren.

Eigene Notizen

Spielregeln Spezielle Infektionskrankheiten „Lotto" (M1)

Spielregeln

Das Spiel verläuft ähnlich wie ein Memoryspiel. Jede Spielgruppe erhält Lottospielkarten und Lottospielfelder. Jeder Spieler erhält ein Lottospielfeld mit sechs Einzelfeldern (besteht die Spielgruppe nur aus zwei Spielern, erhält jeder Spieler zwei Lottospielfelder). Die Lottospielkarten werden gemischt und verdeckt in der Tischmitte verteilt.

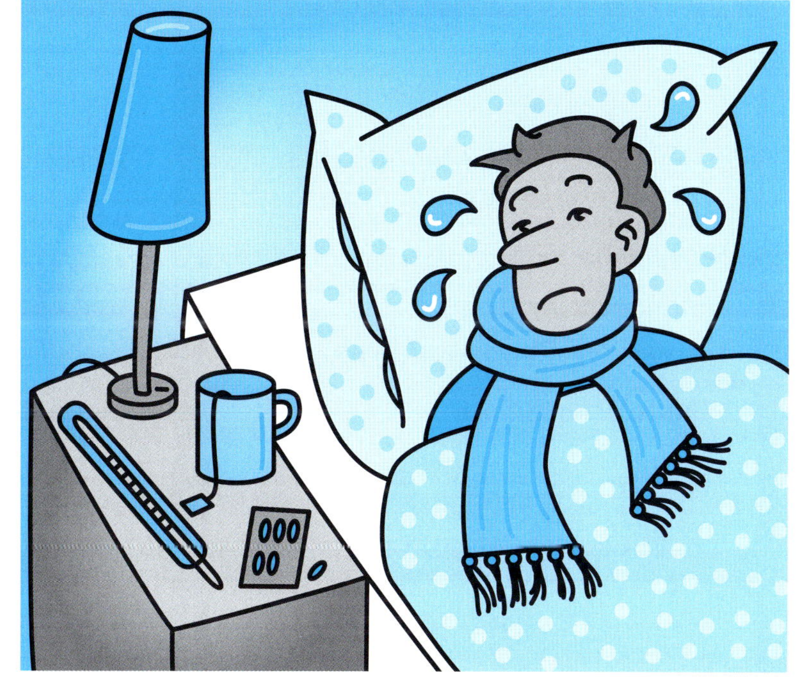

1. **Ziel:** Bei diesem Spiel geht es darum, als erster Spieler alle seine sechs Einzelfelder des Lottospielfeldes abzudecken, indem zu den einzelnen Infektionskrankheiten der passende Steckbrief gefunden wird.

2. **Ablauf:** Der jüngste Spieler beginnt und darf eine Lottospielkarte aus der Tischmitte aufdecken. Nachdem er den Karteninhalt laut und deutlich vorgelesen hat, überprüft er, ob die Karte zu einem seiner Einzelfelder passt. Ist dies der Fall, liest der Spieler den Inhalt des Einzelfeldes ebenfalls laut und deutlich vor und platziert die Karte auf dem Einzelfeld. Anschließend darf er erneut eine Karte aus der Tischmitte aufdecken. Passt die Karte nicht zu einem der Einzelfelder des Spielers, ist der im Uhrzeigersinn nächste Spieler an der Reihe.

3. **Hinweis:** Bei den Einzelfeldern handelt es sich um Steckbriefe der Infektionskrankheiten. Hierbei sind nicht alle Einteilungen aufgelistet, d. h. beispielsweise fehlt bei Streptokokken-Angina eine Komplikation, bei Pertussis die Diagnose etc., da sie nicht zwangsläufig für die korrekte Zuordnung notwendig sind. Es werden daher für jede Infektionskrankheit nur die wichtigsten und prägnantesten Begriffe verwendet.

Lottospielfeld Spezielle Infektionskrankheiten (M2)

<table>
<tr>
<td>Infektionsweg: Tröpfcheninfektion
Symptom: Otitis, Bronchitis, Pneumonie, …
Prävention: Impfung
Komplikation: Epiglottitis, Meningitis
Therapie: Antibiotika</td>
<td>Fachbegriff: Streptokokken-Angina
Infektionsweg: Tröpfcheninfektion
Symptom: „Himbeerzunge“, starke Schluckbeschwerden, …
Therapie: Penicillin
Diagnostik: Abstrich, …</td>
</tr>
<tr>
<td>Fachbegriff: Pertussis
Infektionsweg: Tröpfcheninfektion
Symptom: 3 Stadien mit evtl. „Erinnerungshusten“
Therapie: Antibiotika
Prävention: Impfung</td>
<td>Infektionsweg: Tröpfcheninfektion
Symptom: Prodromalsymptome, Krupphusten, Tonsillitis, …
Komplikation: Ersticken, Herztod
Therapie: Antitoxin
Prävention: Impfung</td>
</tr>
<tr>
<td>Fachbegriff: Tetanus
Erreger: Clostridium tetani
Infektionsweg: Wundinfektion
Symptom: Verkrampfung der Atemmuskulatur, …
Komplikation: Tod durch Ersticken
Prävention: Impfung</td>
<td>Infektionsweg: Lebensmittelinfektion (z. B. rohe Eier, nicht durchgegartes Geflügel, Fleisch, Desserts)
Symptom: Erbrechen und wässriger Durchfall
Komplikation: Tod durch Austrocknung oder Sepsis
Prävention: Lebensmittelhygiene</td>
</tr>
</table>

Infektionsweg: percutane Infektion

Symptom: Hauterscheinungen, Gelenkbeschwerden, …

Diagnostik: Antikörpernachweis im Blut, PCR

Prävention: Zeckenstiche vermeiden

Infektionsweg: Tröpfcheninfektion

Symptom: Husten, Auswurf, leichtes Fieber, starker Nachtschweiß, Gewichtsverlust („Schwindsucht"), …

Diagnostik: Bakteriennachweis im Sputum, Hauttest, …

Infektionsweg: Tröpfcheninfektion (keine Mensch-zu-Mensch-Infektion bekannt, Inhalation der Bakterien beim Duschen)

Symptom: Prodromalsymptome, Husten, hohes Fieber, …

Diagnostik: Röntgenaufnahme, Untersuchung der Installationen, …

Erreger: Multiresistenter Staphylokokkus aureus (MRSA)

Infektionsweg: Hände, OP-Utensilien

Symptom: schwere Infektionen z. B. von Wunden, …

Diagnostik: Direktnachweis + Resistenzprüfung

Prävention: Hygienemaßnahmen

Therapie: Antibiotika

Infektionsweg: Lebensmittelinfektion

Symptom: Erbrechen, wässriger Durchfall, heftige rechtsseitige Unterbauchschmerzen („Pseudoappendizitis"), …

Therapie: Diät, Antiemetika, Antibiotika

Formen: 1. Genitalinfektion, 2. atypische Pneumonie

Infektionsweg: 1. sexuell, 2. inhalativ („Papageienkrankheit")

Komplikation: 1. weibliche Unfruchtbarkeit

Diagnostik: Immunfluoreszenz, …

Lottospielfeld Spezielle Infektionskrankheiten (M4)

Fachbegriff: Grippaler Infekt Erreger: Rhinoviren, … Infektionsweg: Tröpfcheninfektion, erregerhaltige Tröpfchen auf Gegenständen, Handschlag Symptom: Niesen, Kratzen im Hals, Kopf- und Gliederschmerzen Komplikation: Superinfektion	Fachbegriff: Influenza Infektionsweg: Tröpfcheninfektion Symptom: hohes Fieber, Pharyngitis, Kopf- und Gliederschmerzen … Komplikation: Pneumonie Prävention: Impfung Therapie: symptomatische Therapie, viel Flüssigkeit, Bettruhe, …
Fachbegriff: Gastroenteritis Erreger: Viren, Bakterien oder Protozoen Infektionsweg: Tröpfchen-, Lebensmittel- oder Schmierinfektion Prävention: Händedesinfektion, Lebensmittelhygiene	Fachbegriff: Mononukleose Erreger: Epstein-Barr-Virus Infektionsweg: Tröpfchen- bzw. Kontaktinfektion Symptom: Müdigkeit, Lymphknotenschwellung, … Komplikation: Hepatitis, … Therapie: Bettruhe
Infektionsweg: Tröpfcheninfektion Symptom: Prodromalsymptome, Koplikflecken, Exanthem, Fieber, Konjunktivitis, … Therapie: Bettruhe, symptomatische Therapie Prävention: Impfung	Fachbegriff: Parotis epidemica Symptom: Prodromalsymptome, schmerzhafte Schwellung der Ohrspeicheldrüsen, … Komplikation: Orchitis, … Prävention: Impfung Therapie: körperliche Schonung, …

Infektionsweg: Tröpfcheninfektion Symptom: Prodromalsymptome (zwei Tage Fieber), katarrhalische Symptome der Atemwege, Lymphknotenschwellung, Exanthem Prävention: Impfung Therapie: meist nicht notwendig	Fachbegriff: Varizellen Erreger: Varicella-Zoster-Virus Symptom: Bläschenausschlag, … Therapie: Juckreiz stillende Medikamente Prävention: Impfung Besonderheit: Gürtelrose
Fachbegriff: Poliomyelitis Infektionsweg: fäkal-orale Infektion Symptom: Prodromalsymptome, Meningitis, schlaffe Lähmung der Beinmuskulatur, … Prävention: Impfung Therapie: keine spezifische Therapie bekannt	Erreger: FSME-Virus Infektionsweg: percutane Infektion Symptom: 1-2 Fieberphasen, grippeähnliche Symptome Komplikation: Enzephalitis Prävention: Zeckenschutz, Impfung
Erreger: HI-Virus Infektionsweg: Blut, sexuell, percutan, vertikal Symptom: lange keine Symptome, Immunschwäche Diagnostik: Antikörpernachweis, … Prävention: Kondome, …	Erreger: Hefepilz Symptom: pelzartiger, weißer Hefepilzbefall der Schleimhäute, Juckreiz, … Therapie: Antimykotika (z. B. Mundgel, Scheidenzäpfchen/-creme, evtl. systemische Therapie)

Lottospielfeld Spezielle Infektionskrankheiten (M6)

Erreger: Dermatophyten Symptom: Juckreiz in Zehenzwischenräumen, kleine Einrisse Therapie: Antimykotika (Vorsicht vor Rezidiv) + Desinfektion von Socken und Schuhen Prävention: Fußsprühanlagen …	Erreger: Pilze (in „normaler“ Kolonisation nicht pathologisch) Therapie: lokale Antimykotika, Desinfektionsmaßnahmen (Kämme und Bürsten), Anti-Schuppen-Shampoo
Erreger: HAV-HEV+HGV Symptom: Ikterus, … Komplikation: Leberzirrhose, Leberkarzinom Prävention: Hygienemaßnahmen, geschützter Geschlechtsverkehr, Impfung (nicht bei allen Formen möglich)	Infektionsweg: Katzenkot, Gartenerde, rohes Fleisch, … Symptom: symptomarm (z. B. Müdigkeit, …) Komplikation: Erkrankung des ungeborenen Kindes in der Schwangerschaft Therapie: mehrere Antibiotika
Erreger: Plasmodien Infektionsweg: percutane Infektion Symptom: schwerer Fieberschub, Thrombopenie, … Therapie: evtl. Intensivtherapie im Tropeninstitut Prävention: Mückenschutz	Erreger: Prionen Infektionsweg: wahrscheinlich Gehirn und Rückenmark von Tieren (→ Risikomaterial) Therapie: nicht vorhanden Besonderheit: Variante der BSE

Scharlach	Erkrankungen durch Hämophilus Influenzae b (Hib)
Diphtherie	Keuchhusten
Wundstarrkrampf	Salmonellen
Borreliose	Tuberkulose
Leginellose	Hospitalkeime

Lottokarten Spezielle Infektionskrankheiten (M8)

Yersiniose	Chlamydieninfektion
Erkältung (Luftwegsinfekt)	Virusgrippe (Echte Grippe)
Magen- und Darmentzündung	Pfeiffersches Drüsenfieber
Masern	Mumps
Röteln	Windpocken

Spinale Kinderlähmung	Frühsommer-Meningo-Enzephalitis
AIDS	Hepatitis
Soor	Toxoplasmose
Malaria	Creutzfeldt-Jakob-Krankheit
Fuß- und Nagelpilz	Kopfschuppen

Rückseite Lottokarten Spezielle Infektionskrankheiten (M10)

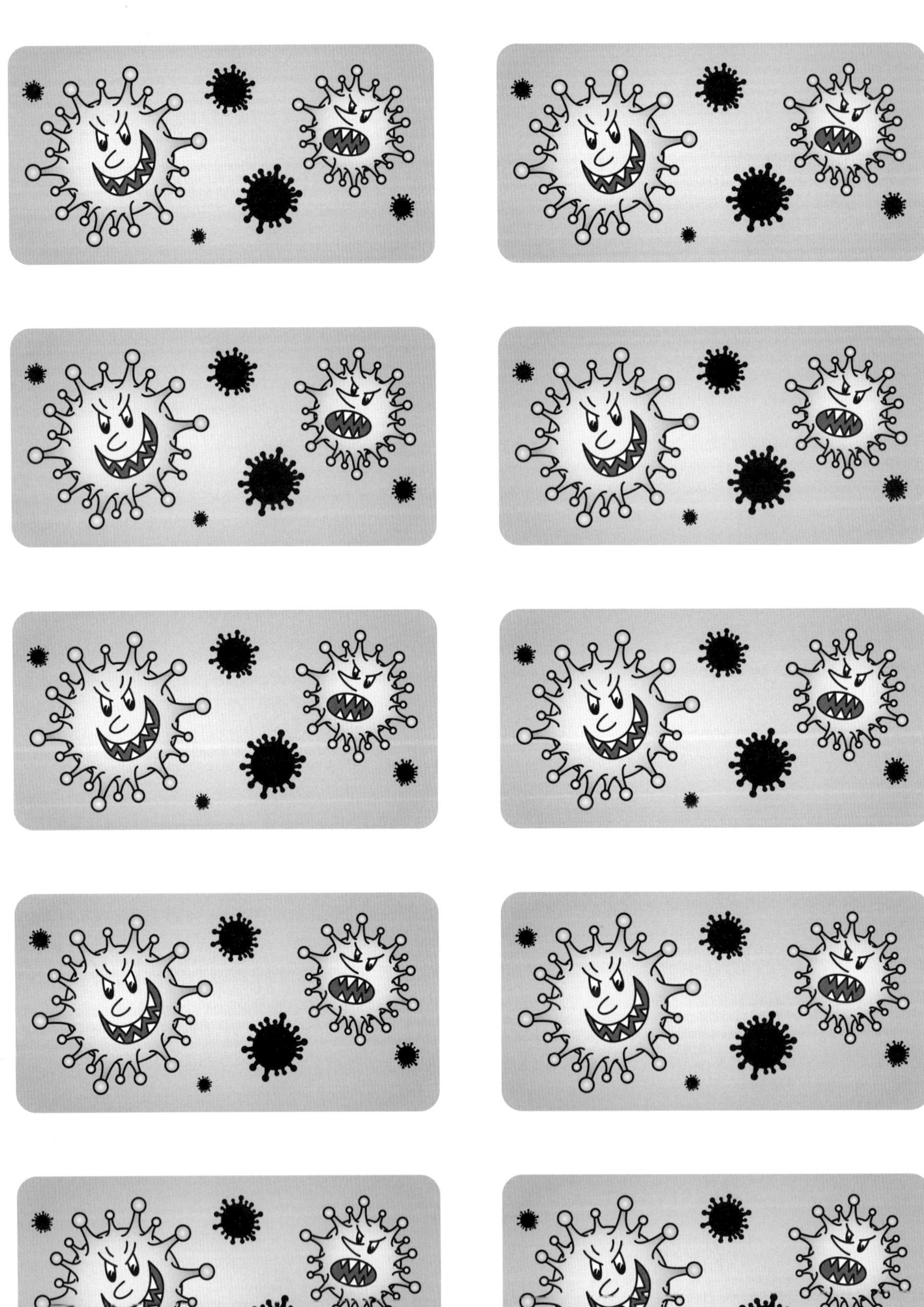

Kurzvorstellung und Inhalt

Die Lernenden wiederholen in Gruppen mit 2–4 Spielern das Thema Zelllehre.

Zielgruppe sind medizinische und pflegerische Schulformen, wobei die Tiefe der im Spiel verlangten Begründungen vom Unterrichtsinhalt abhängt.

Folgende Lerninhalte werden vorausgesetzt: Aufgabe, Aufbau und Fachbegriffe der Zelle und Zellorganellen, Mitose und Meiose.

Materialienbox

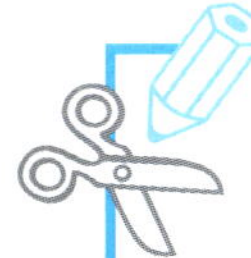

- M1 Spielregeln (auf Folie kopieren bzw. einmal pro Spielgruppe)
- M2–M4 Dominosteine (1 Komplettsatz pro Spielgruppe)
- M5 Rückseite Dominosteine

Zusatzmaterial

- 1–2 Scheren pro Gruppe, falls die Dominosteine nicht vom Lehrer vorbereitet sind.

Spielanleitung und didaktische Hinweise

Die Klasse wird in Kleingruppen mit zwei bis vier Schülern aufgeteilt. Die Spielregeln sind einfach und werden am OHP visualisiert und besprochen. Besonders in den ersten Spielminuten bewährt es sich, den OHP parallel laufen zu lassen, damit eventuell auftretende Rückfragen zur Vorgehensweise selbstständig geklärt werden können. Alternativ stellen Sie jeder Spielgruppe die Spielregeln als Fotokopie zur Verfügung. Anschließend bekommt jede Spielgruppe ein Dominospiel.

Bei leistungsstarken Klassen halten die Schüler ihre Steine verdeckt, ansonsten ist es sinnvoll, dass alle Schüler die Steine offen vor sich hinlegen, damit sich die Schüler gegebenenfalls helfen können. Bevor ein Schüler anlegt, muss er die Zuordnung begründen. Beispielsweise möchte ein Schüler an den Begriff „Meiose" den Dominostein „Reduktionsteilung" anlegen, dann könnte seine Begründung wie folgt lauten: „Bei der Meiose handelt es sich um eine Reduktionsteilung, wobei sich der doppelte Chromosomensatz halbiert."

Ob das Spiel beendet ist, wenn der erste Schüler fertig ist oder bis zum Ende weitergespielt wird, können Sie ergänzend zu den beiliegenden Spielregeln festlegen.

Weitere Hinweise und Tipps

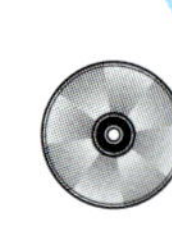

- Die **Spieldauer** liegt zwischen 20 und 30 Minuten.
- Wenn die Dominospiele auf **farblich unterschiedlichem Papier** fotokopiert sind, lassen sich die Spiele leicht sortieren. (Auf der **Daten-CD** finden Sie eine Vorlage für die Dominosteine).
- Besonders **leistungsstarke Teilnehmer** können als Beobachter den Gruppen beisitzen und die Qualität der Lösungen überprüfen.

Eigene Notizen

Spielregeln

1. Die Dominosteine werden verdeckt in die Tischmitte gelegt und gemischt.

2. Jeder Spieler zieht Dominosteine: bei 2 Spielern je 10 Steine, bei 3 Spielern je 7 Steine, bei 4 Spielern je 5 Steine. Ein Stein von der Tischmitte wird aufgedeckt.

3. Der Spieler mit dem weitesten Schulweg beginnt und darf einen seiner Spielsteine anlegen. Dabei sind folgende Regeln zu beachten:

   a) An eine Zellorganelle kann nur eine passende Funktion, der richtige Aufbau oder der korrekte medizinische Fachbegriff etc. angelegt werden (oder umgekehrt). Mitochondrium an Mitochondrium ist also verboten.

   b) Was ein Spieler anlegt, wird immer laut vorgelesen <u>und</u> begründet. Beispielsweise möchte ein Spieler an den Begriff „Meiose" den Dominostein „Reduktionsteilung" anlegen, dann könnte seine Begründung wie folgt lauten: „Bei der Meiose handelt es sich um eine Reduktionsteilung, wobei sich der doppelte Chromosomensatz halbiert." Legt der Spieler den Stein richtig an und begründet ihn korrekt, ist der nächste Spieler an der Reihe. Ist die Lösung falsch, muss ein verdeckter Stein aus der Mitte gezogen werden und der nächste Spieler ist an der Reihe.

   c) Ein Joker kann ohne Begründungen angelegt werden.

   d) Hat ein Spieler keinen passenden Stein, zieht er einen der verdeckten Spielsteine aus der Mitte und der nächste Spieler ist an der Reihe.

4. Wenn in der Mitte keine Steine mehr liegen, wird ohne die vorherigen „Ziehregeln" weitergespielt.

5. Es darf nur an den beiden Enden angelegt werden. Erlaubt ist das Anlegen „über Kopf" – die Schrift muss also nicht in eine Richtung zeigen.

6. Legt ein Spieler seinen letzten Stein ab, hat er gewonnen.

7. Kann kein Spieler mehr ablegen, gewinnt der Spieler mit den wenigsten Steinen.

Spielsteine Zelllehre-Domino (M2)

Vermehrung von Körperzellen	Zellkern	Nukleus	Ribosomen
Eiweißsynthese	Endoplasmatisches Retikulum	Bildung der Lipide und Steroidhormone, Entgiftung, Proteinsynthese	Lysosomen
Verdauung körpereigener und körperfremder Substanzen	Golgi-Apparat	Golgi-Zysternen in Golgi-Feldern	Mitochondrium
„Kraftwerk" der Zelle	Zentralkörperchen	Zentriol	Zellplasma
Gibt der Zelle mit dem Zytoskelett Stabilität, enthält Nährstoffe und Zellorganellen	Zelle	Reizverarbeitung/ -aufnahme, Wachstum, Fortpflanzung, Fortbewegung, Stoffwechsel	Zellkern
Speicherung der Erbinformationen (Chromosomen)	Ribosomen	Bestehen aus RNA und Proteinen, liegen im Plasma oder ER	Endoplasmatisches Retikulum
Röhrenförmiges Kanalsystem	Lysosomen	Vesikel mit Verdauungs-enzymen	Golgi-Apparat

Spielsteine Zelllehre-Domino (M3)

Beteiligung an Synthese	Mitochondrium	Energiebereit-stellung, Aufbau von Nährstoffen	Zentralkörperchen
Beteiligung an der Zellteilung	Zellplasma	Zellflüssigkeit	Zelle
Kleinste funktionsfähige Einheit des Körpers mit allen fünf Zeichen des Lebens	Zellkern	Kommandozentrale	Ribosomen
„Fabriken" der Zelle	Endoplasmatisches Retikulum	Lysosomen	Agranuläres und Granuläres
Golgi-Apparat	„Müllabfuhr" der Zelle	Meiose	„Post" (Verschiebebahnhof) der Zelle
Zentralkörperchen	Produktion von Fortpflanzungs-zellen	Mitose	Form von Zylindern, häufig 2-fach vorhanden
Zelle	Zellteilung	Zellkern	Zellmembran, Zellorganellen, Zellkern, Zellplasma

Spielsteine Zelllehre-Domino (M4)

Mitose	Zellmembran, Chromatin, Zellplasma, Kernkörperchen
Endoplasmatisches Retikulum	Prophase, Metaphase, Anaphase, Telophase
Meiose	„Strassen" der Zelle für den Stofftransport
Zellplasma	Reduktionsteilung
Mitochondrium	Füllt den gesamten Innenraum der Zelle aus und besteht aus 75–90 % Wasser
Meiose	2 Zellmembrane (Kammerbildung und Oberflächenvergrößerung), enthält Enzyme
Joker	44 Autosomen + 2 Geschlechtschromosomen
Zellplasma	Joker
Zelle	„Luft" der Zelle
Joker	Eizelle, Samenzelle, Nervenzelle, Knochenzelle, Muskelzelle, Knorpelzelle
Joker	Joker
Mitose	Joker
Zelle	Joker
Joker	Mitose, Meiose

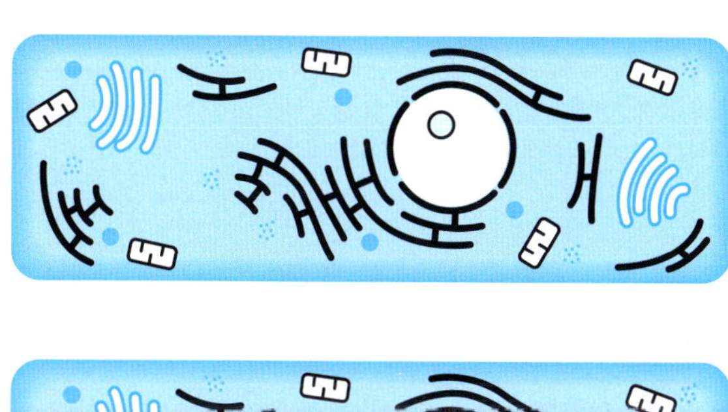
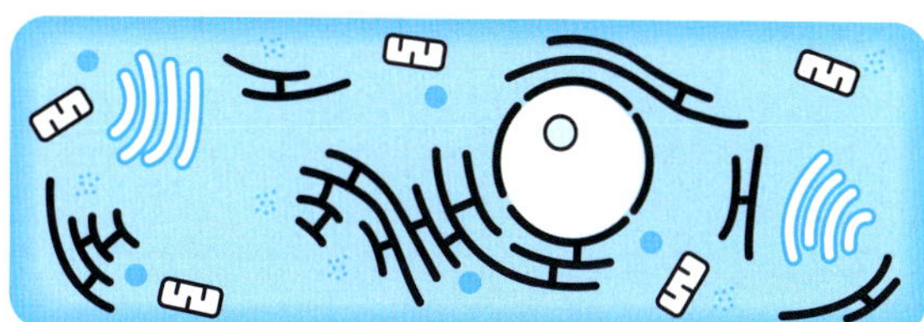
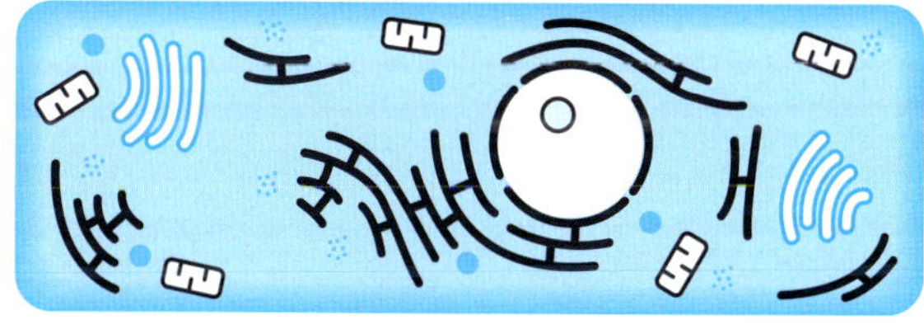
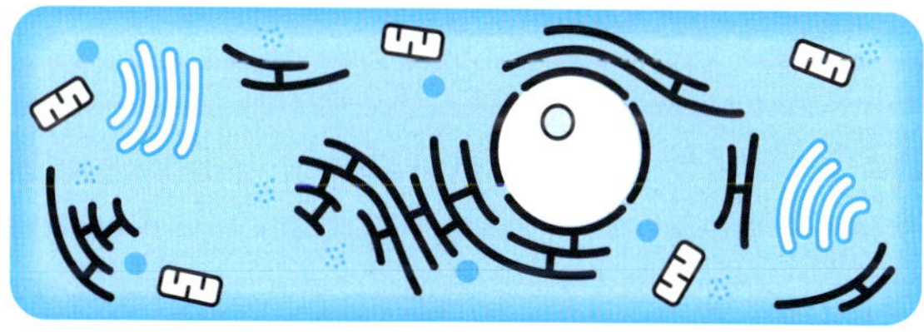
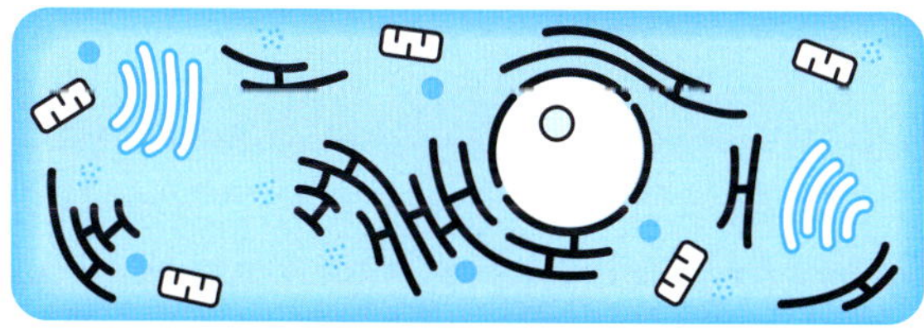
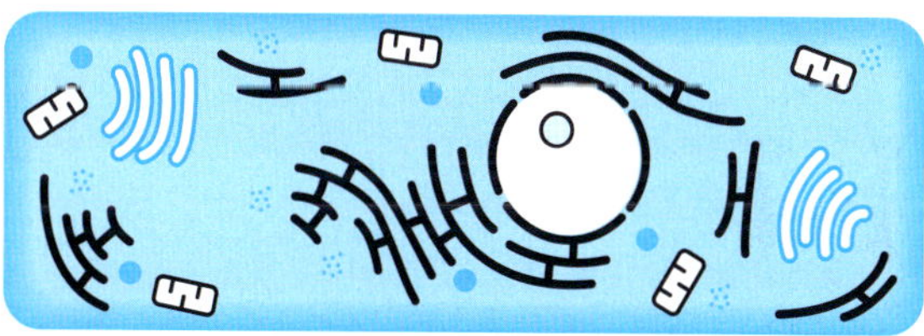
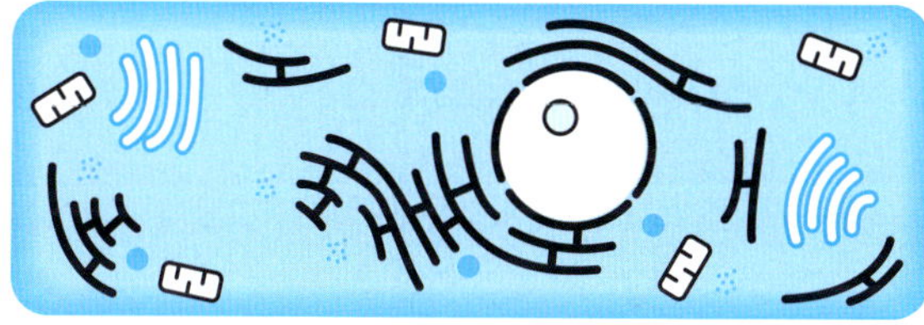
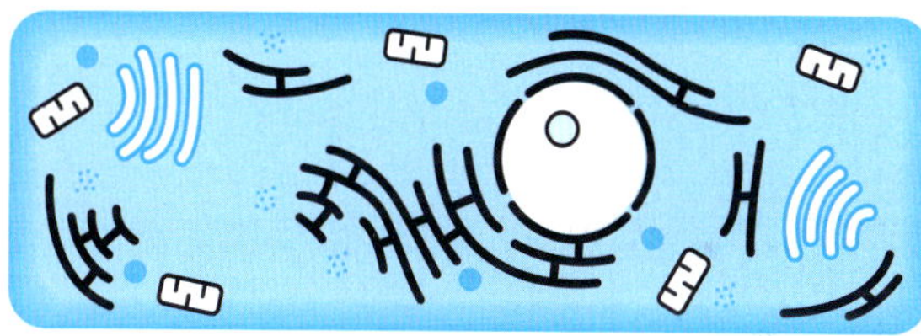
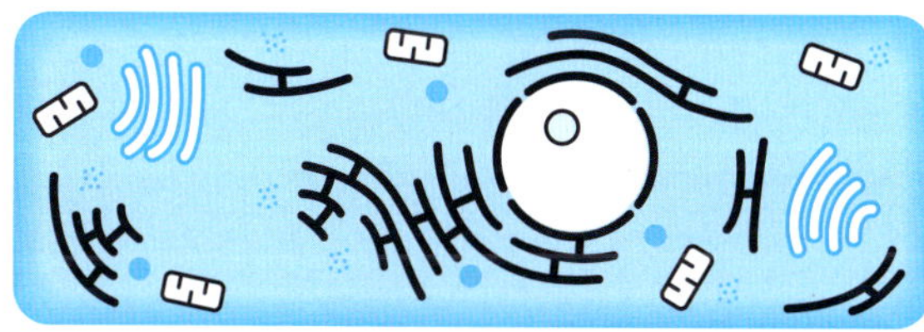
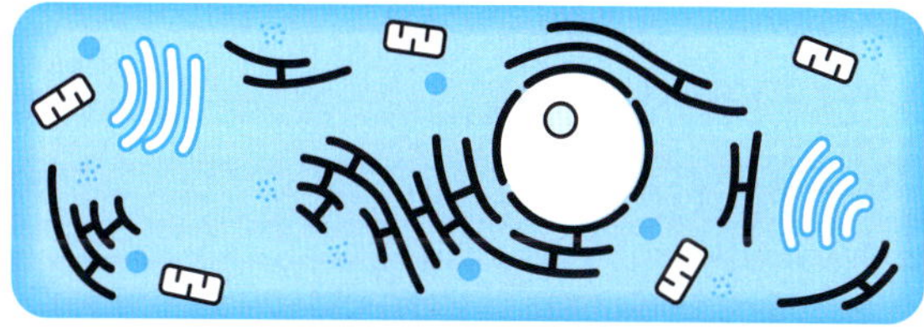
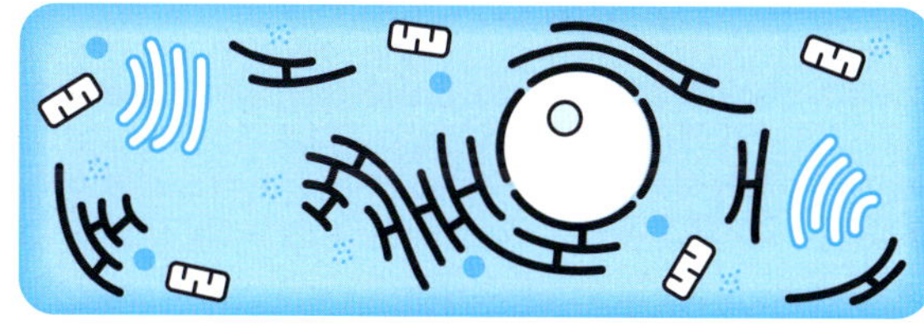
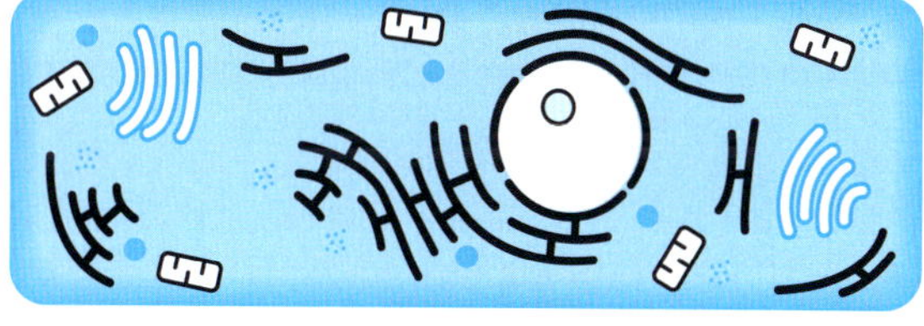
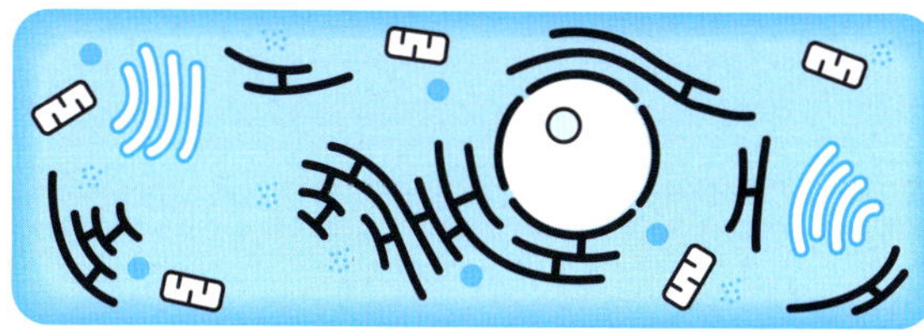
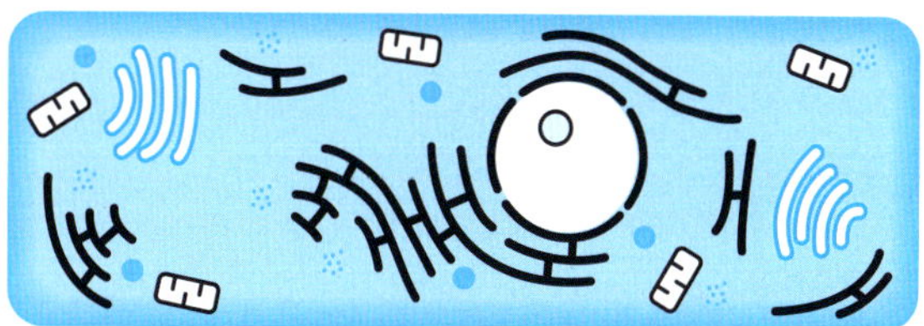

Kurzvorstellung und Inhalt

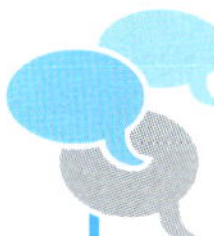

Die Lernenden wiederholen in Gruppen mit 2–4 Spielern Begriffe aus verschiedenen medizinischen Bereichen.

Zielgruppe sind medizinische und pflegerische Schulformen, wobei die Tiefe der im Spiel verlangten Erklärungen vom Unterrichtsinhalt abhängt.

Folgende Lerninhalte werden vorausgesetzt: Grundlagen der Pathologie, Pharmakologie, Anatomie, Physiologie und Hygiene.

Materialienbox

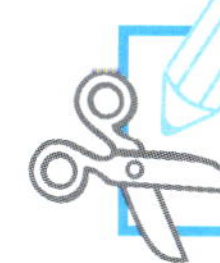

- M1 Spielregeln (einmal pro Gruppe und auf Folie kopieren)
- M2 Spielplan (einmal pro Spielgruppe)

Spielanleitung und didaktische Hinweise

Die Klasse wird in Kleingruppen aufgeteilt, in kleinen Klassen können auch einzelne Schüler oder Paare gegeneinander spielen. Vermeiden Sie mehr als 6 Gruppen, da die Reflexionsphase sonst schnell unübersichtlich wird und die Spiel-Spaß-Spannungs-Atmosphäre leicht verloren geht.

Die Spielregeln sind einfach und werden am OHP visualisiert und besprochen. Der weitere Verlauf ergibt sich aus den Spielregeln.

Wichtig ist, dass die jeweils genannten Aspekte erläutert und hinterfragt werden. Achten Sie darauf, dass möglichst viele Schüler in die Reflexion eingebunden werden. Die Punkte können vom Lehrer, vom Klassensprecher oder von einem besonders leistungsstarken Schüler notiert werden, den Sie aus dieser spielerischen Wiederholung aus Fairnessgründen herausnehmen möchten. Dieser könnte dann gegebenenfalls die Erläuterungen hinterfragen oder werten.

Punkteverteilung: 20 Punkte erhält eine Gruppe, wenn sie als einzige einen Begriff in der Spalte hat, 10 Punkte erhält eine Gruppe, wenn sie einen anderen Begriff in der Spalte haben, als die anderen, 5 Punkte erhalten die Gruppen, die alle den gleichen Begriff haben.

Weitere Hinweise und Tipps

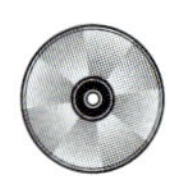

- Die **Spieldauer** liegt zwischen 30 und 75 Minuten.
- Die Schüler können einen **neuen Spielplan** mit anderen Begrifflichkeiten schnell selbstständig erstellen. Auf der beiliegenden **Daten-CD** finden Sie eine Vorlage für den Spielplan.
- Das Spiel eignet sich besonders für die Stunde vor den **Ferien** oder als **Vertretung**.

Eigene Notizen

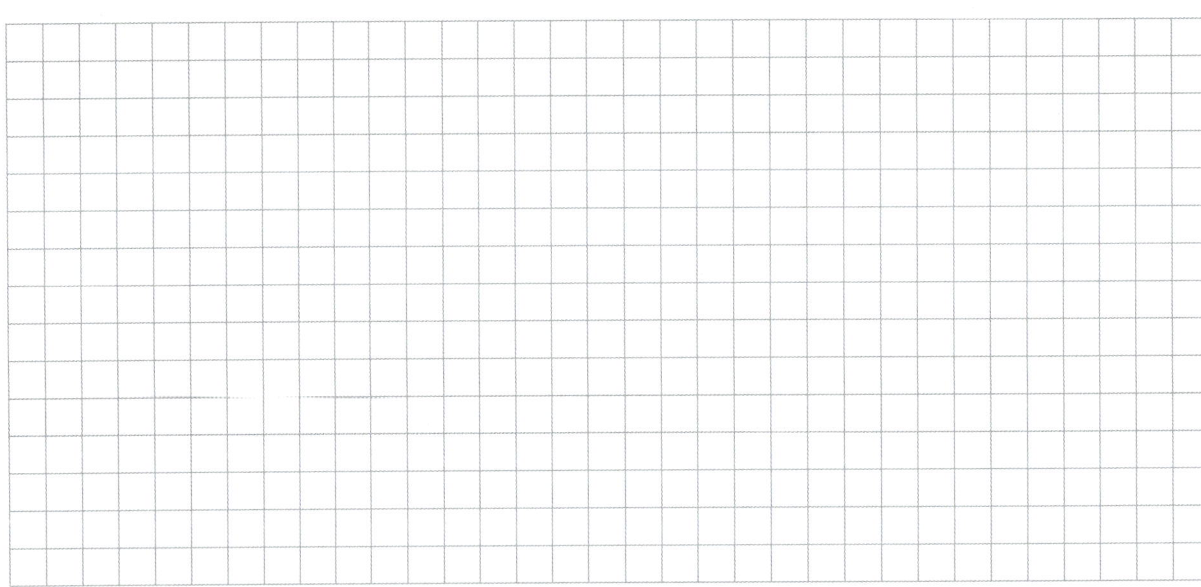

Buchstabe	1	2	3	4	5	6	Punkteverteilung
							20 Punkte: Eine Gruppe hat als einzige einen Begriff in einer Spalte. **10 Punkte:** Eine Gruppe hat einen Begriff, den andere Gruppen nicht haben. **5 Punkte:** Eine Gruppe hat einen Begriff, den andere Gruppen auch haben.

Spielregeln

1. Legen Sie in Ihrer Gruppe einen Spieler fest, der schreibt.
2. Der Klassensprecher sagt in Gedanken das Alphabet auf. Ist er bei „Z“ angelangt, beginnt er wieder mit „A“. Der jüngste Schüler der Klasse sagt irgendwann STOPP. Der Klassensprecher nennt laut den gestoppten Buchstaben.
3. Jede Gruppe denkt sich zu diesem Anfangsbuchstaben eine Stadt, ein Land, einen Krankheitsbegriff usw. aus und notiert diese auf dem Spielplan.
4. Die Gruppe, die zuerst alle Spalten ausgefüllt hat, ruft laut „STOPP“. Alle anderen müssen sofort die Stifte weglegen und dürfen nicht mehr schreiben. Wer gegen diese Regel verstößt, bekommt für diese Runde keine Punkte gutgeschrieben.
5. Die schnellste Gruppe liest Ihre Nennungen vor und erläutert die genannten Fachbegriffe. Diese Begriffe werden eventuell hinterfragt. Jeder Begriff wird von einem anderen Gruppenmitglied erläutert.
6. Die anderen Gruppen nennen Ihre Begriffe und erläutern diese ebenfalls.
7. Jede Gruppe erhält Punkte nach dem folgenden Schlüssel:

20 Punkte: Eine Gruppe hat als einzige einen Begriff in einer Spalte.

10 Punkte: Eine Gruppe hat einen Begriff, den andere Gruppen nicht haben.

5 Punkte: Eine Gruppe hat einen Begriff, den andere Gruppen auch haben.

8. Der nächste Buchstabe wird wie unter Punkt 2 ermittelt.
9. Eine Spielrunde dauert maximal 3 Minuten. Hat bis dahin keine Gruppe alle Spalten ausgefüllt, werden die bis dahin gefundenen Begriffe ausgewertet.

Spielplan Stadt Land Medizin (M2)

Stadt	Land	Pathologie	Pharmakologie	Anatomie	Hygiene

Halte- und Bewegungsapparat-Memory

Kurzvorstellung und Inhalt

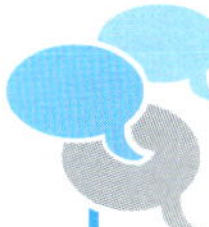

Die Lernenden wiederholen mit 2–4 Spielern pro Spielgruppe wichtige Grundbegriffe des Halte- und Bewegungsapparates.

Zielgruppe sind medizinische und pflegerische Schulformen.

Folgende Lerninhalte werden vorausgesetzt: Anatomie, Physiologie und Pathologie des Halte- und Bewegungsapparates mit dem Skelett, Knochen- und Gelenkarten, Knochen-/Gelenkaufbau, verschiedene Knochen-/Gelenk- und Wirbelsäulenerkrankungen.

Materialienbox

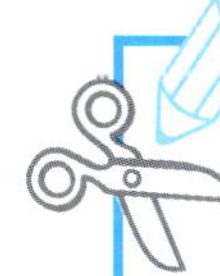

- M1–M8 Memorykarten (1 komplettes Kartenspiel pro Spielgruppe)
- M9 Rückseite Spielkarten

Zusatzmaterial

- 1–2 Scheren pro Spielgruppe, falls die Memorykarten von den Schülern ausgeschnitten werden
- Variante Bodenmemory: Klebestreifen, Haftpunkte

Spielanleitung und didaktische Hinweise

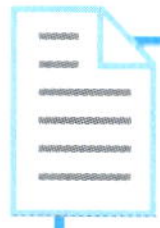

Die Klasse wird in Kleingruppen mit zwei bis vier Schülern aufgeteilt, welche sich anschließend um einen Tisch setzen. Vermeiden Sie große Gruppentische, damit die Memorykarten von allen Gruppenmitgliedern gelesen werden können. Daher sind auch größere Spielgruppen zu vermeiden. Die Regeln für das Memoryspiel sind einfach und werden daher kurz mündlich besprochen.

Ziel des Spiels ist es, die meisten Begriffspaare (z. B. ein Begriff mit einer dazugehörigen Definition) von allen Gruppenmitgliedern zu finden. Die Schüler setzen ich um einen Tisch, die Karten (M1–M4) werden gemischt und verdeckt in der Tischmitte verteilt. Der älteste Schüler dreht nacheinander zwei Karten um und liest den Karteninhalt laut und deutlich vor. Passen die Karten zusammen, darf der Schüler das Paar behalten und ist noch einmal an der Reihe. Passen sie nicht zusammen, ist der im Uhrzeigersinn nächste Schüler an der Reihe.

Gewonnen hat derjenige, der am Ende die meisten richtigen Paare gefunden hat. Wichtig ist, dass sich die Schüler gegenseitig kontrollieren. Alternativ kann ein besonders leistungstarker Schüler bei Unklarheiten an den Tisch gerufen werden oder ein beliebiger Schüler zum selben Zweck mit Lösungen ausgestattet werden.

Weitere Hinweise und Tipps

- Die **Spieldauer** beträgt ca. 30 Minuten.
- Wenn die Memorykarten auf **farblich unterschiedlichem Papier** fotokopiert sind, lassen sich die Spiele leicht sortieren.
- Lassen Sie die Gruppen am Ende des Spiels eine **sinnvolle Struktur** aus den Memorykarten legen.

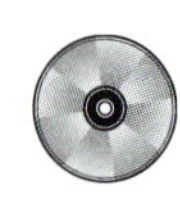

- Mit der beiliegenden **Daten-CD** lassen sich zusätzliche Begriffe wie beispielsweise Fachbegriffe des Skeletts beliebig ergänzen.
- Bei **lernschwachen Gruppen** sollte die Anzahl der Karten reduziert werden.
- **Variante Bodenmemory:** Vergrößern Sie die einzelnen Memorykarten am Kopierer auf jeweils DIN A4 Papier oder editieren Sie die Daten auf der beiliegenden CD entsprechend. Sie benötigen zwei komplette Kartensets. Teilen Sie die Klassen in zwei gleich große Gruppen. Anschließend verlassen Sie mit den Gruppen den Klassenraum. Die Spielvariante wird an zwei akustisch voneinander getrennten Bereichen gespielt. Die Karten werden hier auf dem Boden verdeckt verteilt. Die Schülergruppe steht um die Karten herum, analog zur oben beschriebenen Vorgehensweise beginnt der älteste Schüler usw. Die Gruppe, deren Spieler zuerst alle Paare richtig zugeordnet hat, begibt sich wieder in den Klassenraum und erstellt mithilfe von Klebestreifen oder Haftpunkten aus den großen Memorykarten ein strukturiertes Wandbild. Anhand dieser Übersicht lassen sich im Anschluss mögliche Verständnisschwierigkeiten nochmals thematisieren oder die Gesamtstruktur gemeinsam reflektieren.
- Die Begriffe und die dazugehörigen Definitionen oder Beispiele sind auf der **Kopiervorlage** wie folgt angeordnet:

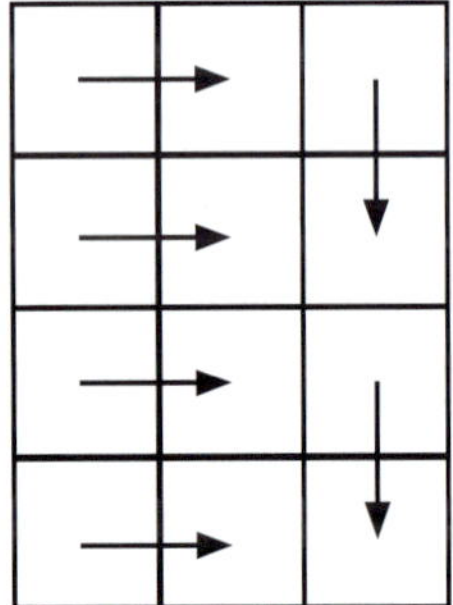

Eigene Notizen

Osteoporose (Definition)	Knochenschwund, wobei mehr Knochen abgebaut als aufgebaut wird ...	Skoliose entsteht durch ...
Lumbago (Deutsche Bezeichnung)	Hexenschuss	Ausgeprägte einseitige Belastungen bzw. Fehlbelastungen
Skoliose (Definition)	Seitliche Verkrümmung der Wirbelsäule ...	Folgen des Bandscheibenvorfalls sind ...
Bandscheibenvorfall (Definition)	Vorwölbung (Protrusio) oder Austritt (Prolaps) von Bandscheibengewebe in die Zwischenwirbellöcher oder in den Wirbelkanal ...	Sensibilitätsstörungen, Schmerzen und Lähmungen

Lumbago (Definition)	Plötzlich auftretende, heftige Lendenschmerzen ...	Rheumatismus (Definition)
Osteoporoserisikofaktoren sind ...	Geschlecht, Vererbung, Körperbau, Bewegungsmangel, Genussmittel, calciumarme Ernährung	Sammelbegriff für ziehende, reißende Schmerzen im Halte- und Bewegungsapparat ...
Rheumatismus führt zu ...	Degeneration des Knorpelgewebes mit nachfolgender Knochenschädigung und entzündlich bedingter Schrumpfung der Gelenkkapsel	Bandscheibenvorfall (Therapie)
Beispiele für rheumatisch entzündliche Erkrankungen	Arthritis, Rheumatisches Fieber, Morbus Bechterew, Kollagenosen	Konservativ; physikalische und medikamentöse Behandlungen; operativ bei Lähmungserscheinungen

Osteomalazie (Definition)	Knochenerweichung, bei der der anorganische Anteil des Knochens bis auf etwa ein Drittel absinken kann …	Arthrose (Definition)
Symptome von Gelenk- und Knochen-verletzungen	Schmerzen, Schwellung, Blutergüsse (Hämatome)	Hochgradig deformierte, evtl. verrenkte (subluxiert), bindegewebig und knöchern eingesteifte Gelenke …
Osteomalazie bei Kindern =	Rachitis	Glasknochen-krankheit (Definition)
Fußfehlstellungen und Fußfehlbildungen (Definition)	Abweichungen von der physiologischen Fußform …	Erbliche Erkrankung, bei der die Fasern in der Zwischenzellsubstanz der Knochen nicht ausreichend ausgebildet sind …

Prellung, Verstauchung und Verrenkung (Fachbegriffe)	Kontusion, Distorsion und Luxation	Verrenkungen (Therapie)
Knochbruch (Fachbegriff)	Fraktur	PECH-Regel: P (= Pause), E (= Eis), C (= Compressionsbinde) und H (= Hochlagern)
Eine Fraktur liegt vor bei …	Fehlstellung, abnorme Beweglichkeit, Knochenreiben (Krepitation), sichtbare Knochenteile bei offener Fraktur	Beispiele für Weichteilrheumatismus
Beispiele für Fußfehlbildungen und -stellungen	Spitzfuß, Hohlfuß, Plattfuß, Hallux valgus, Hammerzehe, Hühnerauge …	Carpaltunnelsyndrom, Impingementsyndrom

Skelett (Aufgabe)	Stabilisierung der Körperform und des aufrechten Ganges, Beweglichkeit von Körperteilen gegeneinander, Blutbildung im Knochenmark, …	Röhrenknochen (Aufbau)
Röhrenknochen (Beispiel)	Arm- und Beinknochen, Mittelhand- und Mittelfußknochen	Epiphysenfugen, Epiphyse, Diaphyse, Markhöhle, Periost, Kompakta, Spongiosa
Kurze Knochen (Beispiel)	Hand- und Wurzelknochen	Flache (platte) Knochen (Beispiel)
Unregelmäßig geformte Knochen (Beispiel)	Wirbel, Knochen der Schädelbasis	Schulterblatt, Hüftbein, Brustbein, Rippen, Knochen des Schädeldaches

Memorykarten Halte- und Bewegungsapparat (M6)

Osteoplasten	Knochenbildende Zellen	Osteoklasten
Osteozyten	Nicht mehr teilungsfähige Knochenzellen	Knochenabbauende Zellen
Grundgewebe (Einteilung)	Epithelgewebe, Binde- und Stützgewebe, Muskelgewebe, Nervengewebe	Skelett (Abschnitte)
Aktiver Bewegungsapparat (Definition)	Er umfasst die gesamte Skelettmuskulatur, die durch Kontraktion die einzelnen Skelettanteile in den Gelenken bewegen kann.	Schädel; Rumpfskelett mit Wirbelsäule, Rippen und Brustbein; obere Gliedmaßen mit dem Schultergürtel; untere Gliedmaßen mit dem Beckengürtel

Passiver Bewegungsapparat (Definition)	Er besteht aus den Knochen des Skeletts, Knochenanteilen und Bändern.	Gelenk (Aufbau)
JOKER	JOKER	Synovia, Gelenkpfanne, Gelenkkopf, Gelenkspalt, Gelenkknorpel, Gelenkkapsel, Gelenkbänder
Scharniergelenk (Beispiel)	Ellenbogengelenk, Fingergelenke	Sattelgelenk (Beispiel)
Kugelgelenk (Beispiel)	Schultergelenk, Hüftgelenk, Fingergrundgelenk	Gelenk zwischen Handwurzelknochen und dem Mittelhandknochen des Daumens

Eigelenk (Beispiel)	Handgelenk	Straffes Gelenk (Beispiel)
Flaches Gelenk (Beispiel)	Gelenke zwischen benachbarten Wirbeln	Gelenke zwischen Kreuzbein und Darmbein im Becken, zwischen den Hand- und Fußwurzelknochen
Zapfen- oder Radgelenk (Beispiel)	Gelenk von Elle und Speiche im Bereich des Ellenbogengelenks	Haften (Definition)
Haften (Beispiel)	Fontanellen, Bandscheiben, Verwachsungen der Kreuzbeinwirbel	Verbindungen mit einem engen Kontakt der benachbarten Knochen. Die Beweglichkeit ist sehr gering oder fehlt ganz.

Memory Memory Memory
Memory Memory Memory
Memory Memory Memory
Memory Memory Memory

Memory Memory Memory
Memory Memory Memory
Memory Memory Memory
Memory Memory Memory

Memory Memory Memory
Memory Memory Memory
Memory Memory Memory
Memory Memory Memory

Memory Memory Memory
Memory Memory Memory
Memory Memory Memory
Memory Memory Memory

Kurzvorstellung und Inhalt

Die Lernenden wiederholen in Gruppen mit 2–4 Spielern das Thema Hormonsystem.

Zielgruppe sind medizinische und pflegerische Schulformen, wobei die Tiefe der im Spiel verlangten Begründungen vom Unterrichtsinhalt abhängt.

Folgende Lerninhalte werden vorausgesetzt: Kenntnisse über verschiedene Hormone mit Wirkung, Entstehungsort und Einteilung.

Materialienbox

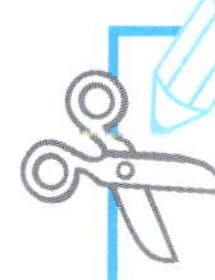

- M1 Spielregeln (auf Folie kopieren bzw. einmal pro Spielgruppe)
- M2–M5 Dominosteine (1 Komplettsatz pro Spielgruppe)
- M6 Rückseite Dominosteine

Zusatzmaterial

- 1–2 Scheren pro Gruppe, falls die Dominosteine nicht vom Lehrer vorbereitet sind.

Spielanleitung und didaktische Hinweise

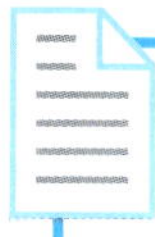

Die Klasse wird in Kleingruppen aufgeteilt. Die Spielregeln sind einfach und werden am OHP visualisiert und besprochen. Besonders in den ersten Spielminuten bewährt es sich, den OHP parallel laufen zu lassen, damit eventuell auftretende Rückfragen zur Vorgehensweise selbstständig geklärt werden können. Alternativ stellen Sie jeder Spielgruppe die Spielregeln als Fotokopie zur Verfügung. Anschließend bekommt jede Gruppe ein Dominospiel.

Bei leistungsstarken Klassen halten die Schüler ihre Steine verdeckt, ansonsten ist es sinnvoll, dass alle Schüler die Steine offen vor sich hinlegen, damit sich die Schüler gegebenenfalls helfen können. Bevor ein Schüler anlegt, muss er die Zuordnung begründen. Beispielsweise möchte ein Schüler an den Begriff „Hormon" den Dominostein „Extrazelluläre Botenstoffe", anlegen, dann könnte seine Begründung wie folgt lauten: „Bei den Hormonen handelt es sich um extrazelluläre Botenstoffe, die spezifische biologische Reaktionen im Körper auslösen."

Ob das Spiel beendet ist, wenn der erste Schüler fertig ist oder bis zum Ende weitergespielt wird, können Sie ergänzend zu den beiliegenden Spielregeln festlegen.

Weitere Hinweise und Tipps

- Die **Spieldauer** liegt zwischen 20 und 30 Minuten.
- Wenn die Dominospiele auf **farblich unterschiedlichem Papier** fotokopiert sind, lassen sich die Spiele leicht sortieren.
- Besonders **leistungsstarke Teilnehmer** können als Beobachter den Gruppen beisitzen und die Qualität der Lösungen überprüfen.
- Mit der beiliegenden **Daten-CD** können Sie beliebige Hormone hinzufügen oder reduzieren, je nach Unterrichtsinhalten.

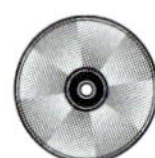

Eigene Notizen

Spielregeln

1. Die Dominosteine werden verdeckt in die Tischmitte gelegt und gemischt.
2. Jeder Spieler zieht Dominosteine: bei 2 Spielern je 10 Steine, bei 3 Spielern je 7 Steine, bei 4 Spielern je 5 Steine. Ein Stein von der Tischmitte wird aufgedeckt.
3. Der Spieler mit dem weitesten Schulweg beginnt und darf einen seiner Spielsteine anlegen. Dabei sind folgende Regeln zu beachten:
   a) An ein Hormon kann nur an eine passende Wirkung, der richtige Entstehungsort oder die korrekte Einteilung angelegt werden (oder umgekehrt). Adrenalin an Adrenalin ist also verboten.
   b) Was ein Spieler anlegt, wird immer laut vorgelesen und begründet. Beispielsweise möchte ein Spieler an den Begriff „Hormon" den Dominostein „Extra-zelluläre Botenstoffe" anlegen, dann könnte seine Begründung wie folgt lauten: „Bei den Hormonen handelt es sich um extrazelluläre Botenstoffe, die spezifische biologische Reaktionen im Körper auslösen" Legt der Spieler den Stein richtig an und begründet ihn korrekt, ist der nächste Spieler an der Reihe. Ist die Lösung falsch, muss ein verdeckter Stein aus der Mitte gezogen werden und der nächste Spieler ist an der Reihe.
   c) Ein Joker kann ohne Begründungen angelegt werden.
   d) Hat ein Spieler keinen passenden Stein, zieht er einen der verdeckten Spielsteine aus der Mitte und der nächste Spieler ist an der Reihe.
4. Wenn in der Mitte keine Steine mehr liegen, wird ohne die vorherigen „Ziehregeln" weitergespielt.
5. Es darf nur an den beiden Enden angelegt werden. Erlaubt ist das Anlegen „über Kopf" – die Schrift muss also nicht in eine Richtung zeigen.
6. Legt ein Spieler seinen letzten Stein ab, hat er gewonnen.
7. Kann kein Spieler mehr ablegen, gewinnt der Spieler mit den wenigsten Steinen.

Spielsteine Hormonsystem-Domino (M2)

Bauchspeicheldrüse	Glanduläre Hormone	Drüsenhormone	Hormon
Extrazelluläre Botenstoffe	Aglanduläre Hormone	Gewebshormone	Neurosekretorische Hormone
Bildung erfolgt in Nervenzellen (Neurosekretion)	Mediatorstoffe	Vermittler, Mediatoren	Glanduläre Hormone
Bildung erfolgt in Drüsen	Thyroxin	Schilddrüse	Parathormon
Nebenschilddrüse	Glanduläre Hormone	Parathormon, Adrenalin etc.	Hormon
Endokrine Drüsen	Parathormon	Glanduläres Hormon	Aglanduläre Hormone
Bildung erfolgt in spezialisierten Zellgruppen bestimmter anderer Gewebe bzw. Organe	Neurosekretorische Hormone	Oxytozin und Adiuretin	Testosteron

Links	Rechts	Links	Rechts
Hoden	Aglanduläre Hormone	Gastrin, Renin etc.	Thyroxin
Glanduläres Hormon	Parathormon	Regelt die Kalzium- und Phosphatmenge im Blut (Knochen-aufbau und -abbau)	Hormon
Nahrungsaufnahme, Stoffwechsel, Homöostase, Leistungsanpassung	Glanduläre Hormone	Bildungs- und Wirkungsort liegen meist weit voneinander ent-fernt (Fernwirkung)	Mediatorstoffe
Histamin, Serotonin etc.	Aglanduläre Hormone	Wirken meist in der Regel in der unmittelbaren Nähe (Nahwirkung)	Neurosekretorische Hormone
Sie gelangen über die Blutbahn zum Erfolgshormon	Mediatorstoffe	Bildung in Zellen	Testosteron
Glanduläres Hormon	Insulin	Einschleusen von Glukose in die Zellen (Blutzuckerspiegel-senkung)	Thyroxin
Steigerung der Stoffwechsel-vorgänge, inneren Verbrennnungs-vorgänge, ...	Testosteron	Zuständig für Geschlechtsentwicklung und männlichen Haut-, Knochen- und Muskelaufbau	Insulin

Spielsteine Hormonsystem-Domino (M4)

Östrogene | Glanduläres Hormon	Adrenalin | Glanduläres Hormon
Adiuretin (ADH) | Erhöhung des Blutdrucks, …	Hormon | Effektorisches Hormon
Östrogene | Releasinghormone, glandotrope Hormone, effektorische Hormone	Hormon | Geschlechts-hormone der Frau
Joker | Auslösen spezifischer biologischer Reaktionen im Körper	Mediatorstoffe | Joker
Östrogene | Sie wirken lokal (diffundieren nur innerhalb des Gewebes)	Joker | Eierstöcke
Joker | Joker	Adrenalin | Joker
Adiuretin (ADH) | Joker	Joker | Aufrechterhaltung der Isotonie

Spielsteine Hormonsystem-Domino (M5)

Linke Hälfte	Rechte Hälfte
Adiuretin (ADH)	Glanduläres Hormon
Oxytozin	Hypothalamus
Follitropin (FSH, LH)	Wehenhormon, Milchejektion
Adrenalin	Hypophyse
Oxytozin	Nebennierenmark
Follitropin (FSH, LH)	Effektorisches Hormon
Somatotropin (STH)	Glandotrope Hormone
Joker	Hypophyse
Somatotropin (STH)	Joker
Oxytozin	Effektorisches Hormon
Follitropin (FSH, LH)	Hypothalamus
Somatotropin (STH)	Regulation der Hoden- und Ovarialfunktion
Joker	Längenwachstum etc.
Joker	Joker

Rückseite Hormonsystem-Domino (M6)

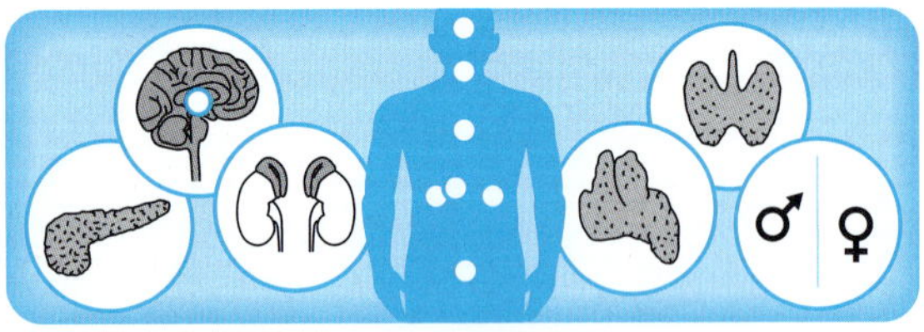

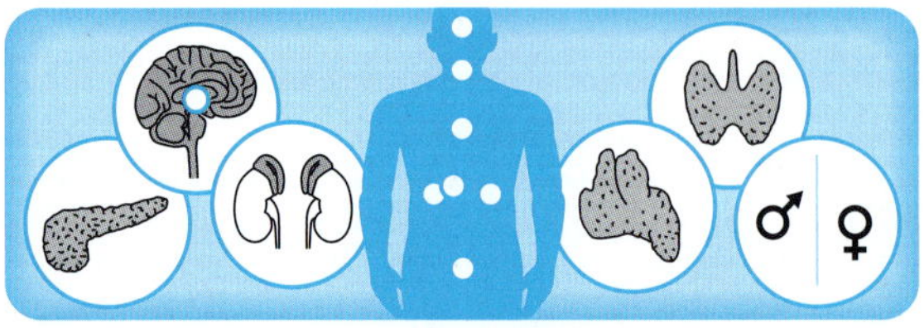

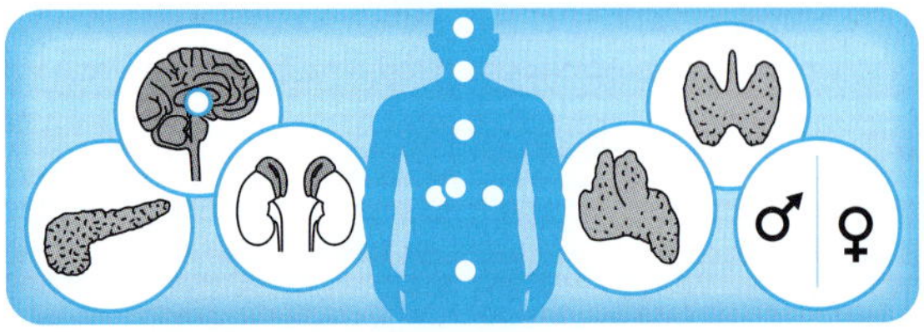

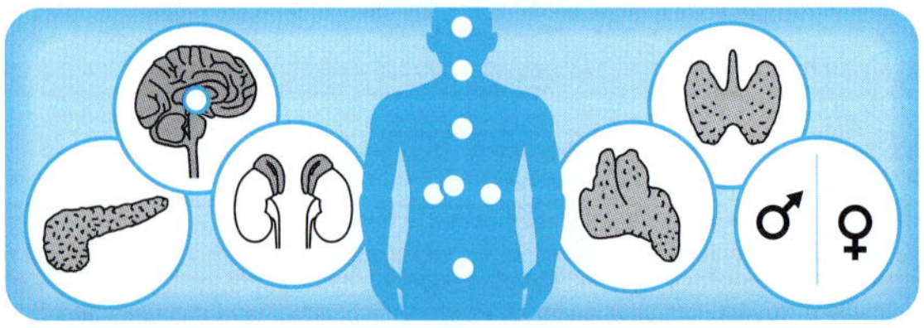

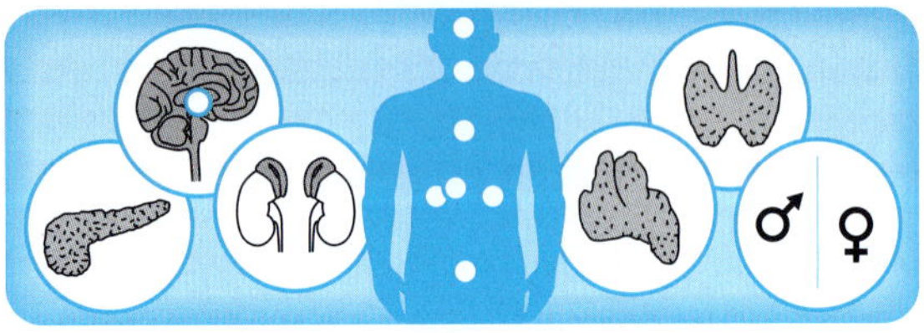

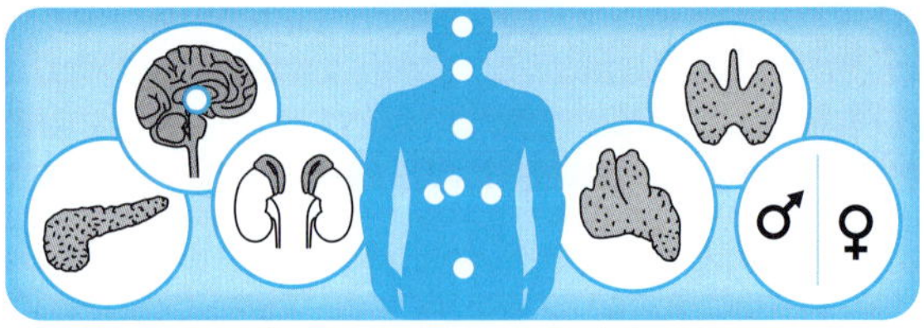

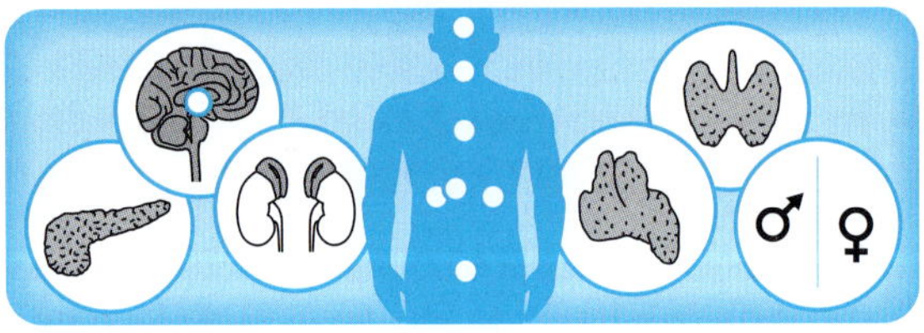

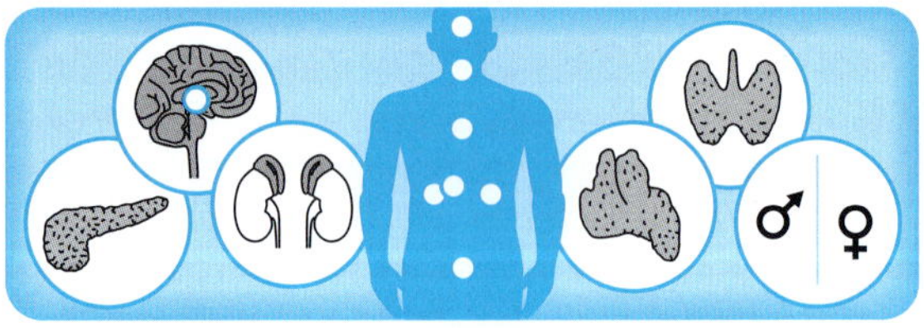

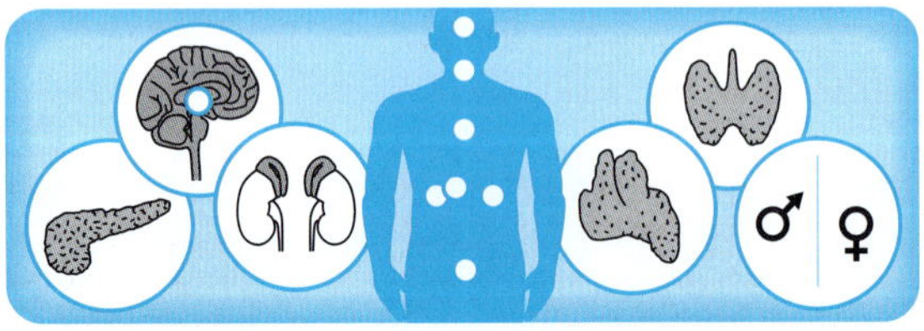

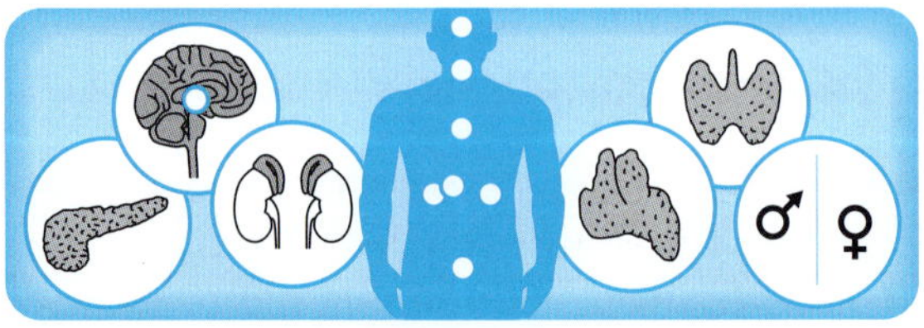

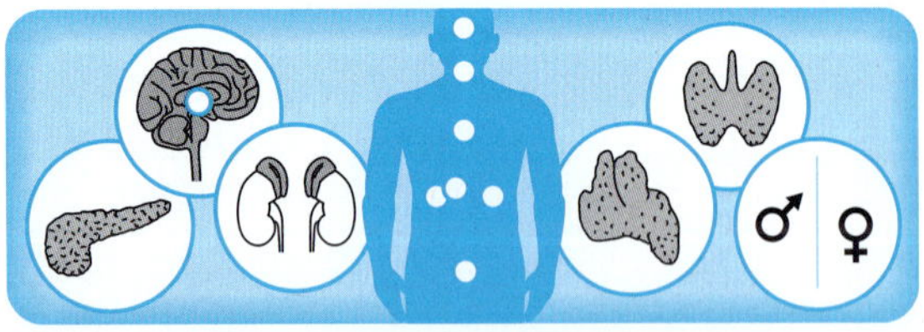

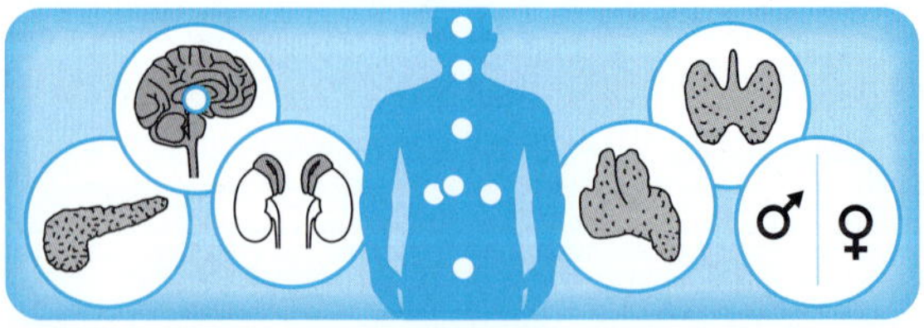

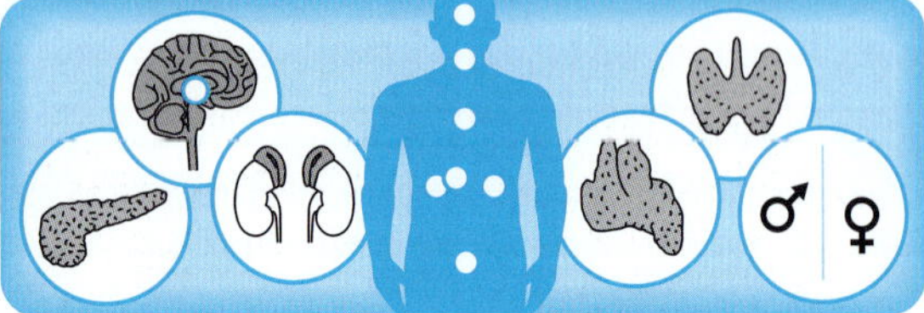

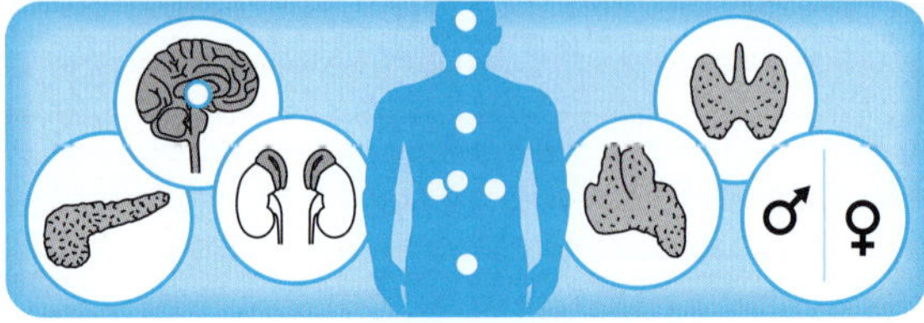

Kurzvorstellung und Inhalt

Die Lernenden wiederholen mit 2–4 Spielern pro Spielgruppe Schmerznotfallsituationen.

Zielgruppe sind medizinische und pflegerische Schulformen, wobei die Tiefe der im Spiel verlangten Begründungen vom Unterrichtsinhalt abhängt.

Folgende **Lerninhalte** werden vorausgesetzt: Angina pectoris, Herzinfarkt und akutes Abdomen mit entsprechenden Symptomen, Ursachen, Gefahren, Sofortmaßnahmen, assistierenden Maßnahmen und speziellen Hinweisen.

Materialienbox

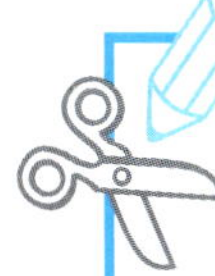

- M1 Spielregeln (einmal pro Spielgruppe)
- M2–M4 Spielkarten (1 komplettes Kartenspiel pro Spielgruppe)
- M5–M7 Spielgeld (3000 T/Spieler, 9000 T/Bank)
- M8 Rückseite Spielkarten

Zusatzmaterial:
- 1–2 Scheren pro Spielgruppe, falls die Spielkarten und das Spielgeld nicht vom Lehrer vorbereitet sind

Spielanleitung und didaktische Hinweise

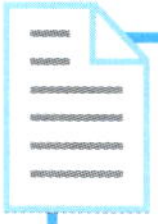

Die Klasse wird in Kleingruppen mit zwei bis vier Schülern aufgeteilt, wobei jeweils ein Schüler die Funktion der „Bank“ übernimmt. Diesen Schüler bestimmt jeweils der Lehrer. Das Kartenspiel ersetzt die typischen Farben wie Herz, Pik oder Kreuz durch Notfallsituationen wie beispielsweise Angina pectoris (AP). Der Wert der Karten wird außer bei der Zehn, Neun, Acht und Sieben zusätzlich durch Kriterien der genannten Notfallsituation (z. B. Symptome) ergänzt bzw. ersetzt.

Jede Gruppe erhält neben den Spielregeln einen kompletten Satz Spielkarten und jeder Spieler 3000 Taler (T) Spielgeld in der Stückelung 3 x 500 T, 5 x 200 T und 5 x 100 T. Die „Bank“ erhält die dreifache Menge. Möglicherweise gibt es Schüler, die sich absichtlich überbieten, um der fachlichen Wiederholung zu „entgehen“. Geben Sie diesen Schülern die Möglichkeit, die Inhalte mit Aufgaben an einem/mehreren „Wiederholungstischen“ aufzufrischen, um anschließend wieder in das Spiel einzusteigen. Diese Tische sollten auch Platz für Schüler bereit halten, die aus „Geldmangel“ aus dem Spiel scheiden. Nach einer Wiederholungsphase kann eine „Wiederholungsgruppe“ einen neuen Tisch eröffnen. Denken Sie dabei an entsprechend viele Kartenspiele und Regeln.

Weitere Hinweise und Tipps

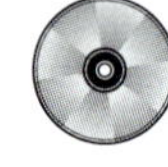

- Die **Spieldauer** beträgt ca. 30 bis 45 Minuten.
- Sie können mit der beiliegenden **Daten-CD** die Spielkarten um weitere Merkmale erweitern oder als Reduktion eine „Farbe" aus dem Spiel nehmen, da beispielsweise die das akute Abdomen im Unterricht nicht weiter thematisiert wurde.
- Wenn das Spielgeld und die Spielkarten je Spielkartensatz auf **farblich unterschiedlichem Papier** fotokopiert sind, lassen sich die Spiele leicht sortieren.
- Die „Bank" wird von besonders leistungsstarken Schülern oder von Schülern mit einem Kontrollblatt übernommen, um die **Richtigkeit der Antworten** zu überprüfen.
- **Alternativ** können Sie das Spiel ohne Spielgeld und entsprechend geringerem Aufwand und Spielanteil als klassisches „Mau Mau" einsetzen. Die Regeln gestalten sich analog zum UNO – Atemnot (siehe S. 165).
- Zur parallelen Wiederholung **verschiedener Notfallsituationen** finden Sie in diesem Buch weitere Spielvarianten mit Notfallsituationen:
  - Notfall „Schock" – Schwimmen (S. 157)
  - Notfall „Blutung" – Schwimmen (S. 149)
  - Notfall „Bewusstseinstörung" – UNO (S. 173)
  - Notfall „Atemnot" – UNO (S. 165)

  Idee:
  Eröffnen Sie ein „Notfall-Casino" mit unterschiedlichen Themen/Spielen an unterschiedlichen Tischen.

Eigene Notizen

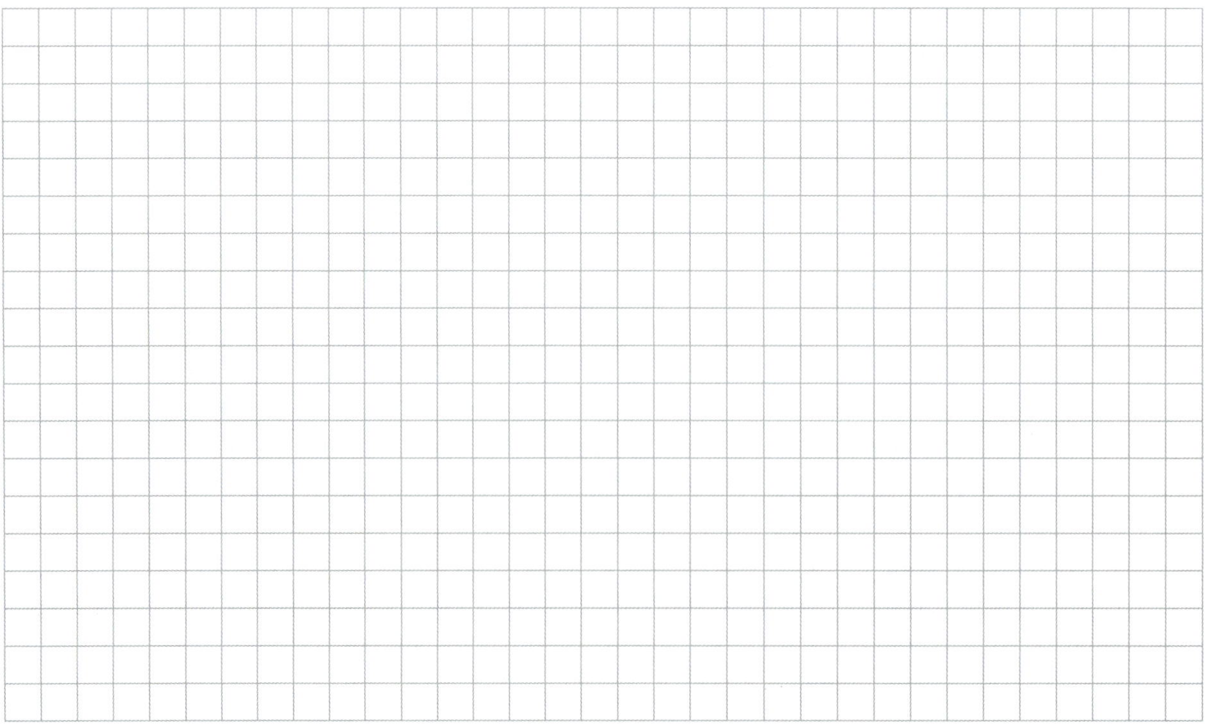

Spielregeln

Das Spiel orientiert sich an dem Gesellschaftsspiel „17 und 4". Jede Spielgruppe erhält ein Kartenspiel mit 24 Spielkarten. Die „Bank" (wird vom Lehrer festgelegt) jeder Gruppe erhält 9.000 Taler Spielgeld, jeder weitere Spieler bekommt 3.000 Taler. Ziel des Spiels ist es, mit zwei oder mehr Karten so nah wie möglich an 21 Punkte heranzukommen, ohne dabei den Wert von 21 Punkten zu überschreiten. Jeder Spieler einer Gruppe spielt für sich gegen die Bank. Es gelten auf den Karten die **Abkürzungen** AP (Angina pectoris), HI (Herzinfarkt), AA (akutes Abdomen).

1. **Einsatz**: Als **Grundeinsatz** legt jeder Spieler **100** Taler vor sich auf den Tisch. Nachdem die Bank die Karten verteilt hat (siehe 2.), **kann** nun jeder Spieler **vor** der eventuellen Zuteilung einer weiteren Karte seinen Einsatz in 100er-Schritten **erhöhen**, wobei das Maximalgebot bei 400 Talern liegt.
2. **Verteilen der Karten**: Die Bank gibt jedem Spieler und sich selbst verdeckt eine Karte. Im Uhrzeigersinn kann nun jeder Spieler weitere Karten von der Bank bekommen, um so nah wie möglich an 21 heranzukommen (Wertung der Punkte siehe 3.). Vor jeder weiteren Karte kann der Einsatz erhöht werden (siehe 1.). Wer 22 Punkte oder mehr erreicht muss sein Blatt aufdecken und hat seinen Einsatz sofort an die Bank verloren.
3. **Punktewertung**: Die Karten haben folgende Punktewerte: Bube (2), Dame (3), König (4), Sieben (7), Acht (8), Neun (9), Zehn (10) und Ass (11).
4. **Weiterer Ablauf**: Wenn kein Spieler mehr Karten aufnehmen möchte, ist die Bank an der Reihe. Überschreitet die Bank den Wert von 21 Punkten, erhalten alle Spieler ihren Einsatzwert zurück, sowie den selben Wert zusätzlich von der Bank. Ansonsten gilt folgender Spielablauf:
   a) Ein Spieler hat **mehr Punkte als die Bank**: Um seinen Einsatz zu verdoppeln, muss er seine **Karten erläutern**. Beispiel: Ein Spieler hat die Karte „Ursache AP" und „Gefahr AP". Nun muss er erläutern, dass bei Angina pectoris die Ursache verengte Herzkranzgefäße sind und die Gefahr eines Schocks besteht. Die Bank beurteilt – gegebenenfalls mithilfe einer tabellarischen Übersicht – die Qualität (Richtigkeit) der Erläuterungen. Sind diese korrekt, bekommt der Spieler seinen Einsatz und zusätzlich die gleiche Summe von der Bank. Sind die Erläuterungen falsch, behält der Spieler von seinem Einsatz 100 Taler, der Rest verfällt an die Bank.
   b) Ein Spieler hat **weniger Punkte als die Bank**: Er kann seinen kompletten Einsatz retten, wenn er seine Karten wie unter a) beschrieben erläutert. Erfolgt keine oder eine falsche Erläuterung, erhält die Bank den Einsatz. Achtung: Bevor weitergespielt wird, werden die entsprechenden Karteninhalte am Spieltisch erläutert.
   c) Das **Spiel** ist **vorbei**, wenn die Bank oder alle Spieler kein Geld mehr zur Verfügung haben.

Spielkarten Notfall Schmerz „17 und 4“ (M2)

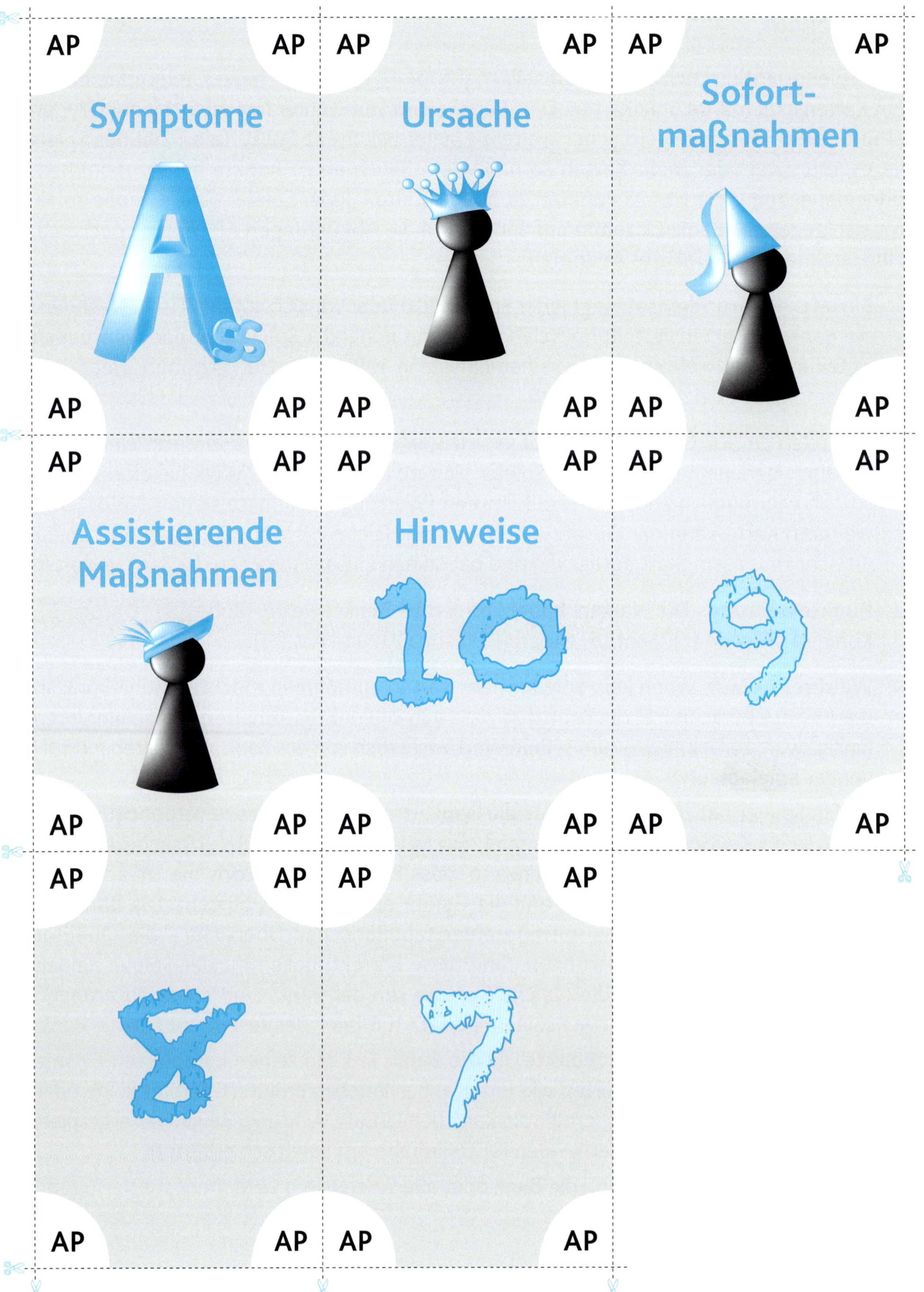

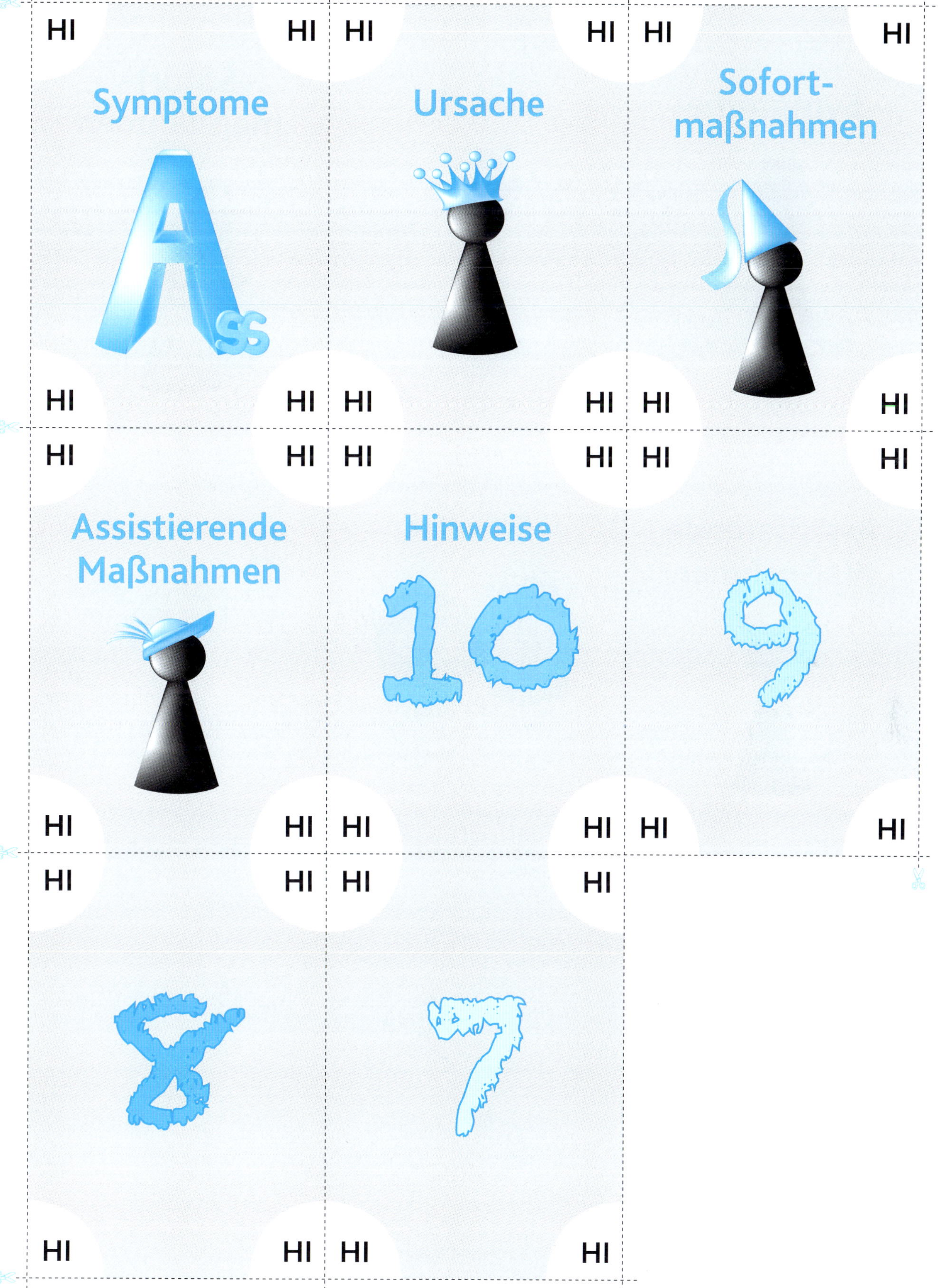
HI
HI
Symptome
HI
HI
HI
HI
Ursache
HI
HI
HI
HI
Sofort-
maßnahmen
HI
HI
HI
HI
Assistierende
Maßnahmen
HI
HI
HI
HI
Hinweise
HI
HI
HI
HI
HI
HI
HI
HI
HI
HI
HI
HI
HI
HI
HI
HI

Spielkarten Notfall Schmerz „17 und 4" (M4)

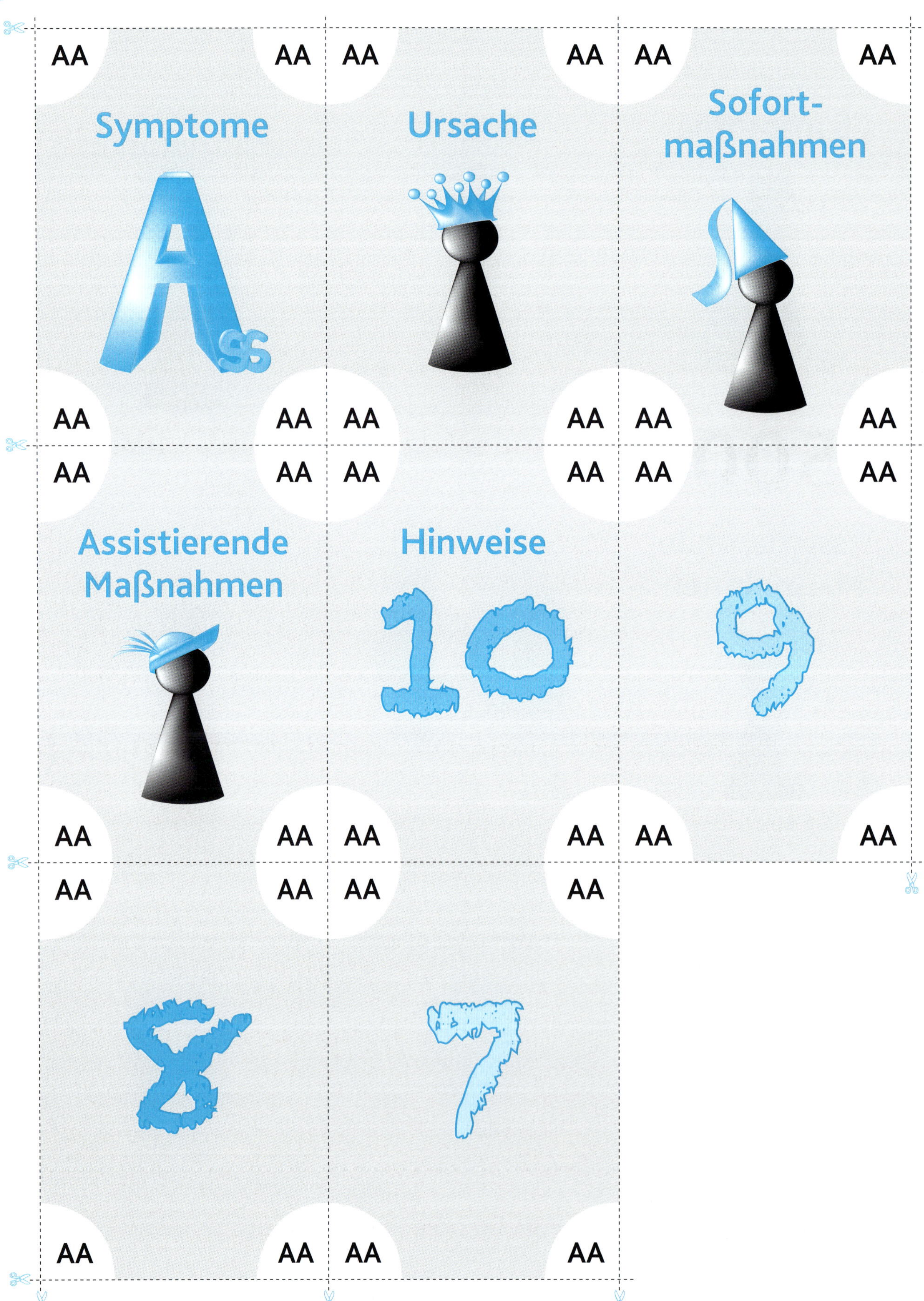

Spielgeld Notfall Schmerz „17 und 4" (M5)

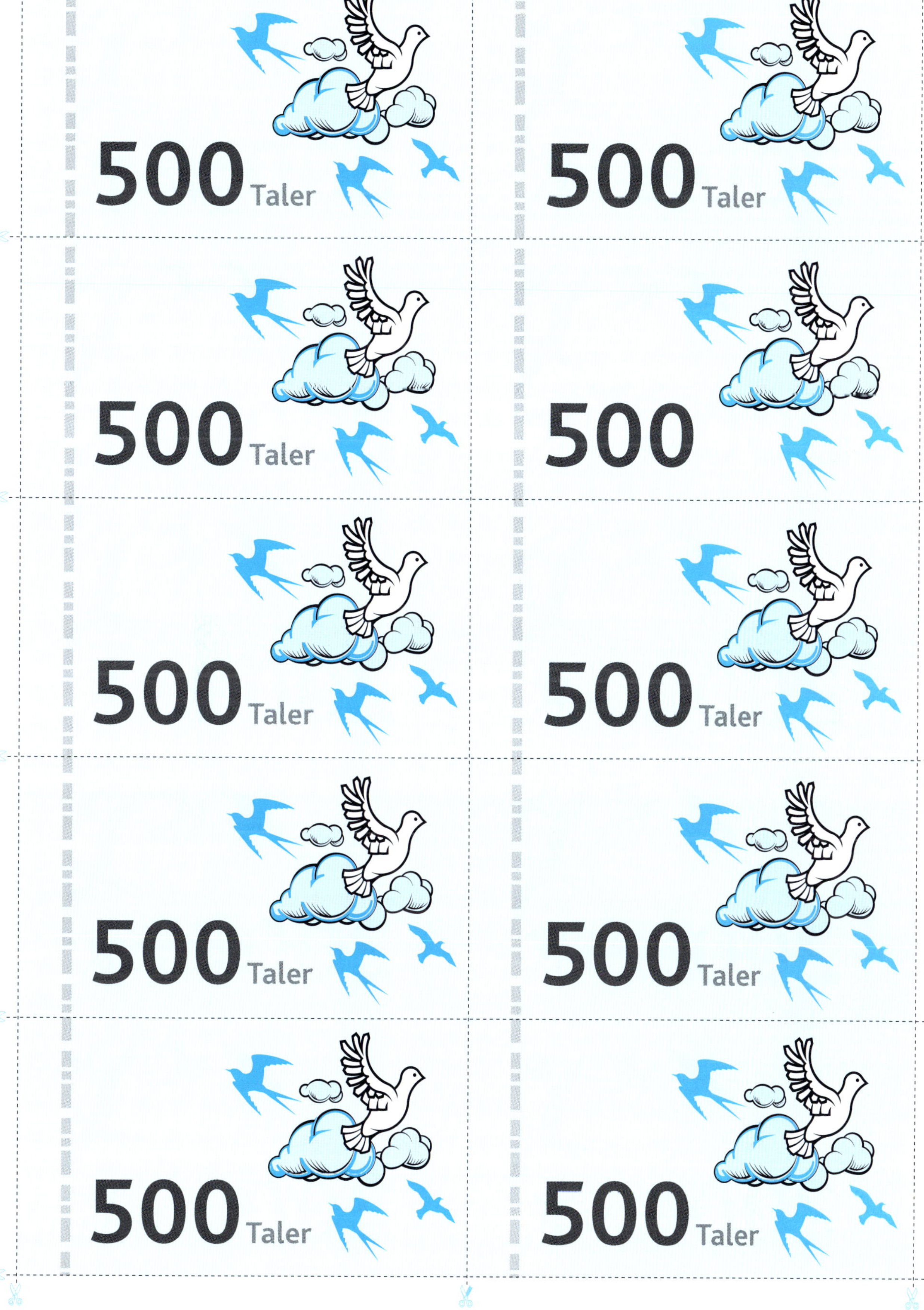

Spielgeld Notfall Schmerz „17 und 4“ (M6)

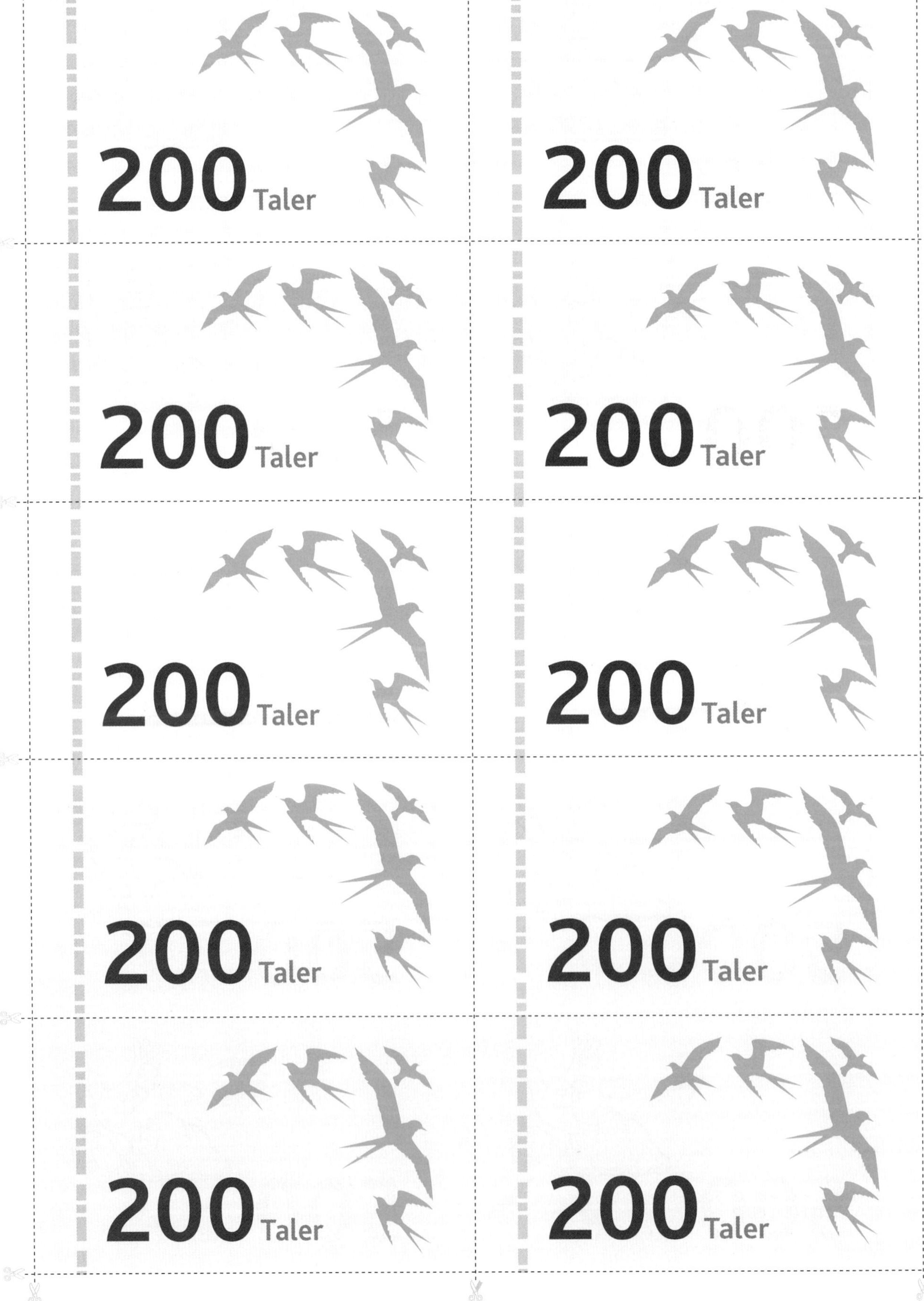

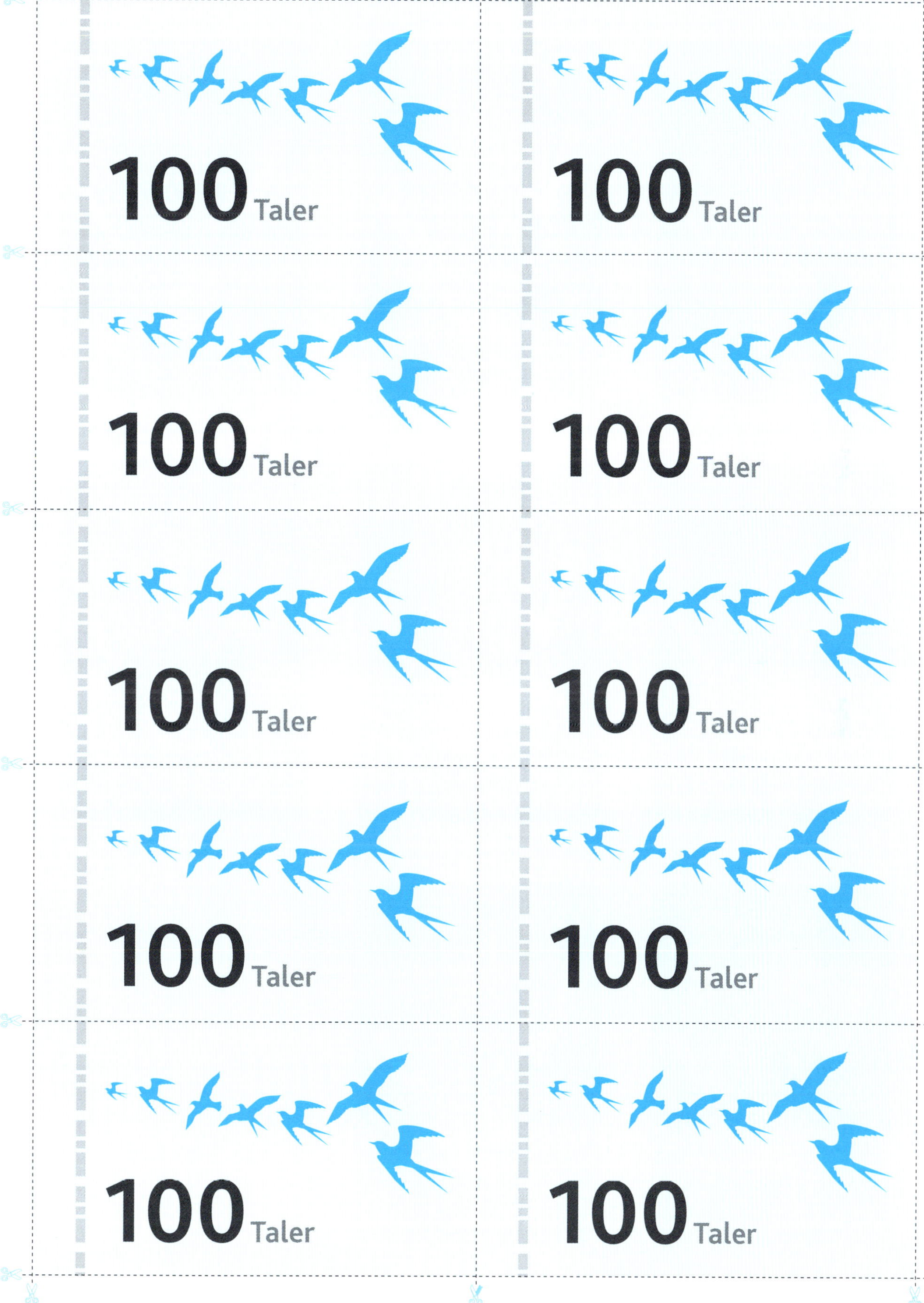
100 Taler
100 Taler
100 Taler
100 Taler
100 Taler
100 Taler
100 Taler
100 Taler
100 Taler
100 Taler

Rückseite Notfall Schmerz „17 und 4“ (M8)

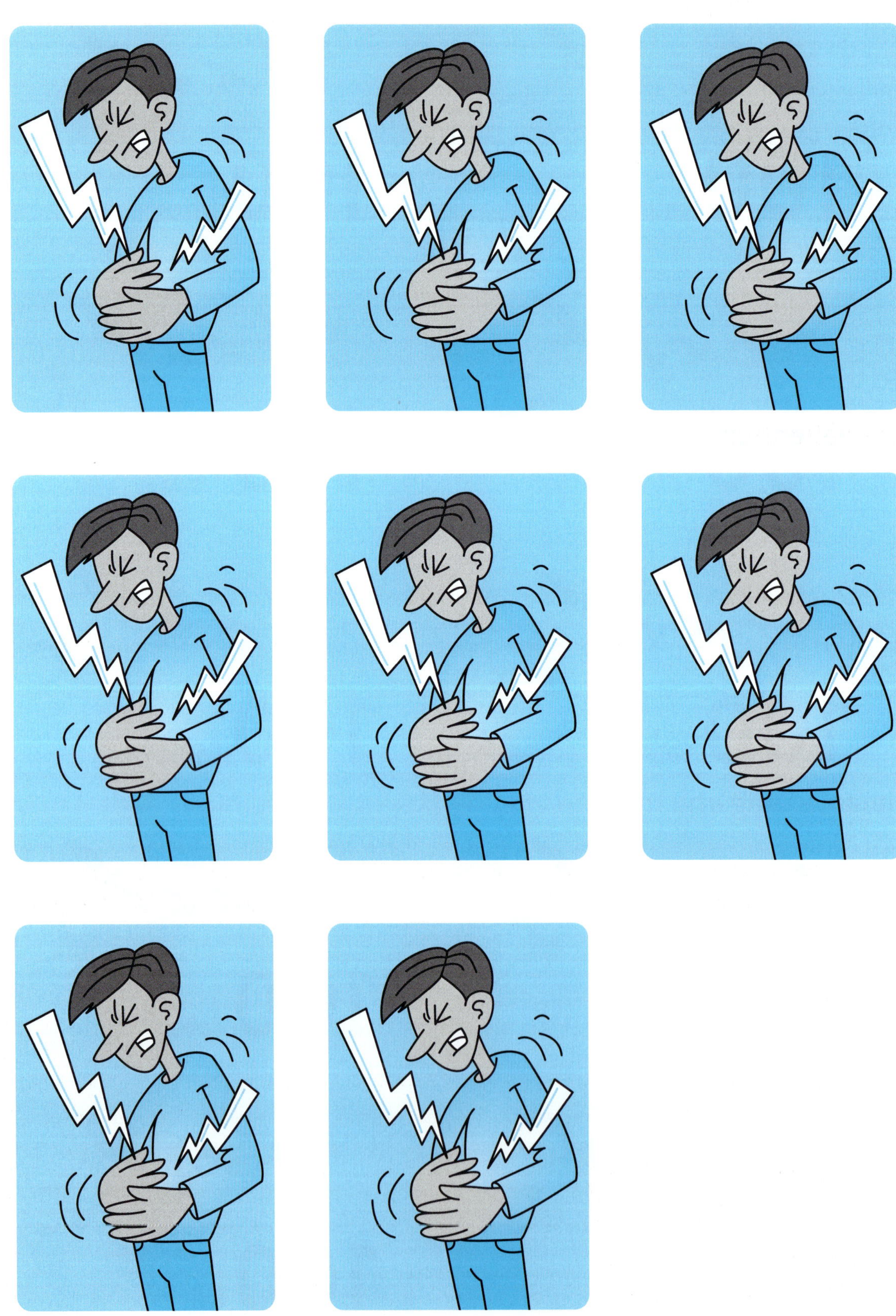

Notfall Blutung „Schwimmen“

Kurzvorstellung und Inhalt

Die Lernenden wiederholen mit 3–4 Spielern pro Spielgruppe verschiedene Blutungsnotfallsituationen.

Zielgruppe sind medizinische und pflegerische Schulformen, wobei die Tiefe der im Spiel verlangten Erläuterungen vom Unterrichtsinhalt abhängt.

Folgende Lerninhalte werden vorausgesetzt: äußere Verletzungen, Nasenbluten und Ösophagusvarizenblutung mit entsprechenden Symptomen, Ursachen, Gefahren, Sofortmaßnahmen, assistierenden Maßnahmen und speziellen Hinweisen.

Materialienbox

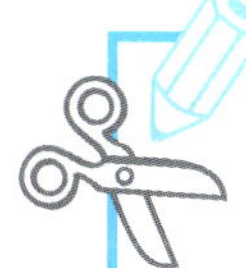

- M1 Spielregeln (einmal pro Spielgruppe)
- M2–M4 Spielkarten (1 komplettes Kartenspiel pro Spielgruppe)
- M5 Rückseite Spielkarten

Zusatzmaterial

- 1–2 Scheren pro Spielgruppe, falls die Spielkarten nicht vom Lehrer vorbereitet sind

Spielanleitung und didaktische Hinweise

Die Klasse wird in homogene Kleingruppen mit drei bis vier Schülern aufgeteilt. Jede Gruppe erhält eine Kopie der Spielregeln und ein komplettes Kartenspiel. Das Kartenspiel ersetzt die typischen Farben wie Herz, Karo, Pik oder Kreuz durch die Blutungsnotfallsituationen, wie z. B. äußere Verletzungen (ÄV) usw. Der Wert der Karten wird außer bei der Sieben und der Acht zusätzlich durch Kriterien zu den Notfallsituationen (z. B. Ursache, Sofortmaßnahmen) ergänzt bzw. ersetzt. Der Spielverlauf ergibt sich aus den Spielregeln (M1). Achten Sie darauf, dass die Spielregeln in jeder Gruppe langsam und deutlich vorgelesen werden. Verständnisschwierigkeiten können anschließend im Plenum oder während des Spielens in den Gruppen geklärt werden. Bei leistungsstarken Klassen kann ein Schüler pro Gruppe mit einer tabellarischen Übersicht die Qualität der Erläuterungen überprüfen. Alternativ können Sie auch in sich heterogene Spielgruppen bilden, wobei ein starker Schüler in jeder Gruppe den Lernzuwachs gewährleistet. Durch das Entfernen der Spielkarten „7“ und „8“ wird der reine Spielanteil reduziert und verhindert, dass ein Spieler ohne Fachwissen gewinnen kann. Eine Differenzierung kann durchgeführt werden, indem Sie unterschiedlich starken Spielgruppen einen unterschiedlich hohen Spielanteil ermöglichen.

Notfall Blutung „Schwimmen“

Weitere Hinweise und Tipps

- Die **Spieldauer** beträgt ca. 45 Minuten.
- Wenn die Spielkarten je Spielkartensatz auf **farblich unterschiedlichem Papier** fotokopiert sind, lassen sich die Spiele leicht sortieren.
- Bei Bedarf können Sie die drei „Leben“ jedes Spielers durch Spielsteine visualisieren.
- Zur parallelen Wiederholung **verschiedener Notfallsituationen** finden Sie in diesem Buch weitere Spielvarianten mit Notfallsituationen:
  - Notfall „Schock“ – Schwimmen (S. 157)
  - Notfall „Schmerz“ – 17 und 4 (S. 139)
  - Notfall „Bewusstseinstörung“ – UNO (S. 173)
  - Notfall „Atemnot“ – UNO (S. 165)

  Idee:
  Eröffnen Sie ein „Notfall-Casino“ mit unterschiedlichen Themen/Spielen an unterschiedlichen Tischen.

Eigene Notizen

Spielregeln

Das Spiel orientiert sich an dem Gesellschaftsspiel „Schwimmen". Jede Spielgruppe erhält ein Kartenspiel mit 24 Spielkarten. Gespielt wird im Uhrzeigersinn, es gibt zuerst der Spieler mit dem weitesten Schulweg. Ziel des Spieles ist es, eine Kartenkombination mit möglichst vielen Punkten auf der Hand zu halten. Zu Spielbeginn hat jeder Spieler **drei Leben**. Es gelten die **Abkürzungen** ÄV (Äußere Verletzungen), NB (Nasenbluten) und ÖV (Ösophagusvarizenblutung).

1. **Verteilen der Karten:** Der Geber teilt jedem Mitspieler **drei Karten** zu, er selbst bekommt **zwei Stapel** mit jeweils drei Karten. Der Geber darf sich jetzt die Karten eines Stapels ansehen. Er entscheidet sich entweder dafür, mit diesem Stapel zu spielen und legt den anderen **offen** in die Tischmitte **oder** er entscheidet sich für den zweiten Stapel und legt den von ihm eingesehenen in die Tischmitte. Die restlichen Karten werden vorerst zur Seite gelegt.

2. **Punktewertung:** Die Karten 7, 8, 9 und 10 werden entsprechend ihren Werten gezahlt. Bube, Dame und König zählen zehn, ein Ass zählt elf Punkte. Punkte werden aber nur dann gezählt, wenn die Karten von einer Farbe sind (ÄV für Äußere Verletzungen, NB für Nasenbluten usw.) oder es sich um gleiche Karten handelt (z. B. zwei Könige). Drei gleiche Karten (z. B. drei Buben) zählen 30,5 Punkte. Das gilt nicht für die Karten 7 und 8, die immer entsprechend ihrer Werte gezählt werden. Drei Asse werden „Blitz" genannt – hält ein Spieler so ein Blatt, deckt er seine Karten auf, das Spiel ist beendet und alle anderen Spieler verlieren ein Leben.

   Zwei weitere **Punktebeispiele**: Ein Spieler hält die Karten ÄV König, ÄV Bube und NB Dame. Nur die ersten beiden Karten passen zusammen (beide Äußere Verletzungen), daher hätte der Spieler 20 Punkte. Wäre die dritte Karte eine ÄV 8, dann wäre der Wert seines Blattes 28 Punkte.

3. **Ablauf:** Der Spieler im Uhrzeigersinn nach dem Geber beginnt und hat folgende Möglichkeiten:

   a) Er **tauscht eine oder alle** drei Karten mit denen aus der Mitte. Karten, die er aus der Mitte nehmen möchte, muss er **vorher erläutern**. **Beispiel:** Ein Spieler nimmt aus der Mitte die Karte „ÄV Ass". Alle Asse beinhalten eine Blutungsnotfallsituation, hier also eine äußere Verletzung. Der Spieler muss, um tauschen zu dürfen, diese **Karte erläutern**. Beispiel: „Die Ursache ist die Einwirkung äußerer Gewalt". Ist die Erläuterung korrekt, ist der nächste Spieler an der Reihe. Ist die Erläuterung falsch, darf der Spieler nicht tauschen. Bevor der nächste Spieler dran ist, wird die richtige Lösung in der Gruppe geklärt.

   b) Er **„schiebt"**. In diesem Fall möchte er keine Karte tauschen. Der nächste Spieler ist an der Reihe. Schiebt einmal eine komplette Runde hintereinander, wird der Kartensatz in der Mitte durch drei neue Karten vom Stapel getauscht.

   c) Er **„klopft"** auf den Tisch. Alle Spieler nach ihm dürfen noch einmal tauschen (siehe 3a), danach ist das Spiel beendet und es werden die Punkte jedes Spielers gezählt. Der oder die Spieler mit den **wenigsten** Punkten verlieren ein Leben. Das Spiel ist insgesamt vorbei, wenn ein Spieler kein Leben mehr hat.

Spielkarten Notfall Blutung „Schwimmen" (M2)

1	ÄV ÄV Symptome A ÄV ÄV
2	ÄV ÄV Assistierende Maßnahmen ÄV ÄV
3	ÄV ÄV Ursachen ÄV ÄV
4	ÄV ÄV Gefahren ÄV ÄV
5	ÄV ÄV Sofortmaßnahmen 10 ÄV ÄV
6	ÄV ÄV Hinweise 9 ÄV ÄV
7	ÄV ÄV 8 ÄV ÄV
8	ÄV ÄV 7 ÄV ÄV

NB NB Symptome NB NB	NB NB Assistierende Maßnahmen NB NB	NB NB Ursachen NB NB
NB NB Gefahren NB NB	NB NB Sofortmaßnahmen 10 NB NB	NB NB Hinweise 9 NB NB
NB NB 8 NB NB	NB NB 7 NB NB	

Spielkarten Notfall Blutung „Schwimmen" (M4)

ÖV ÖV
Symptome
ÖV ÖV

ÖV ÖV
Assistierende Maßnahmen
ÖV ÖV

ÖV ÖV
Ursachen
ÖV ÖV

ÖV ÖV
Gefahren
ÖV ÖV

ÖV ÖV
Sofortmaßnahmen
10
ÖV ÖV

ÖV ÖV
Hinweise
9
ÖV ÖV

ÖV ÖV
8
ÖV ÖV

ÖV ÖV
7
ÖV ÖV

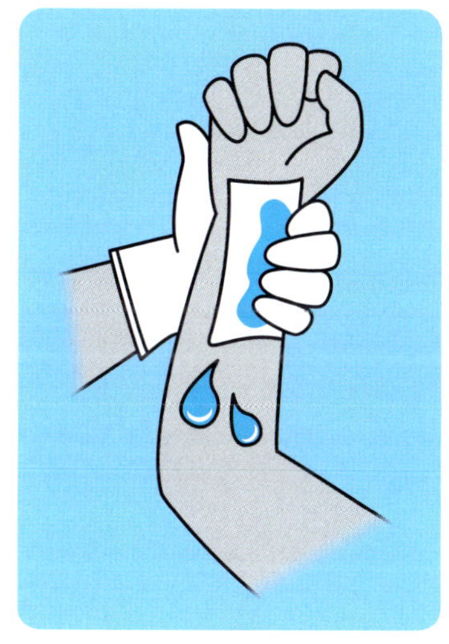
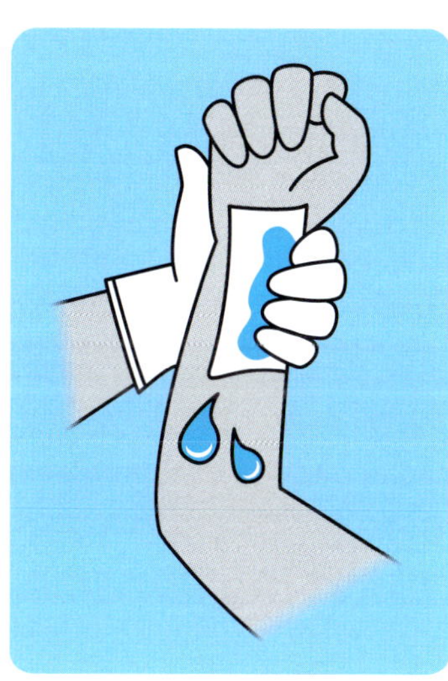
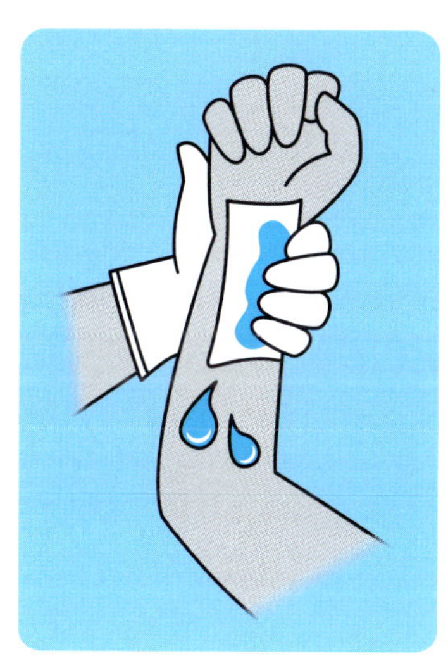
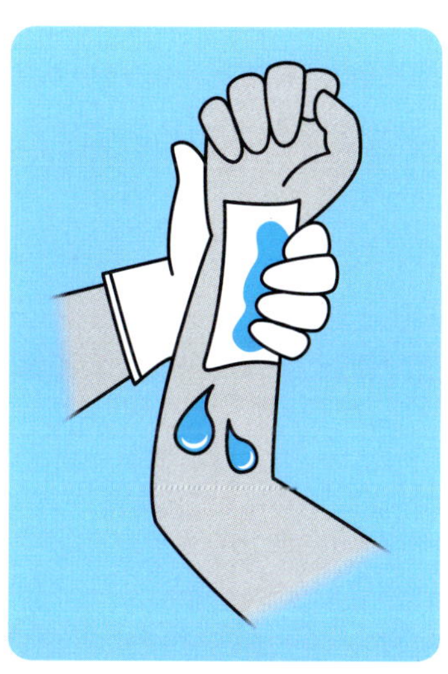
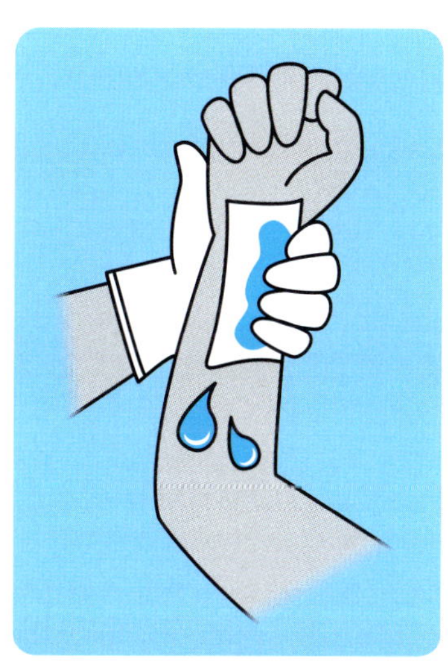
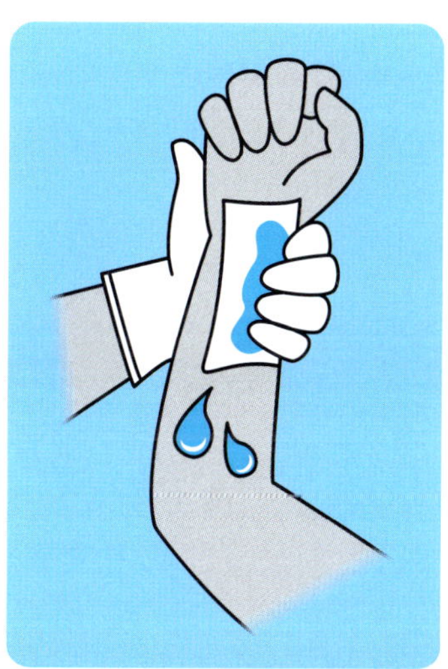
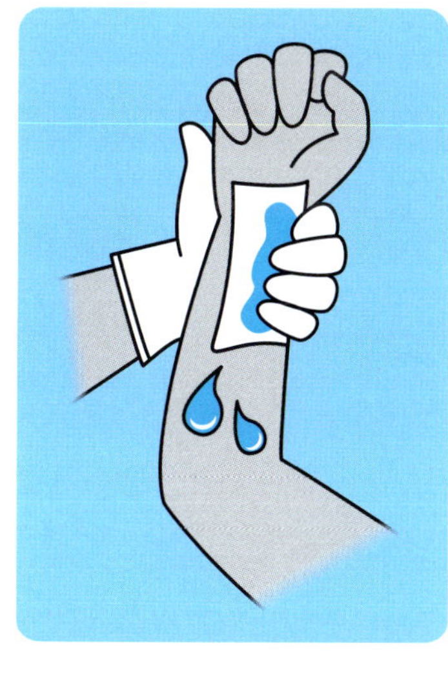
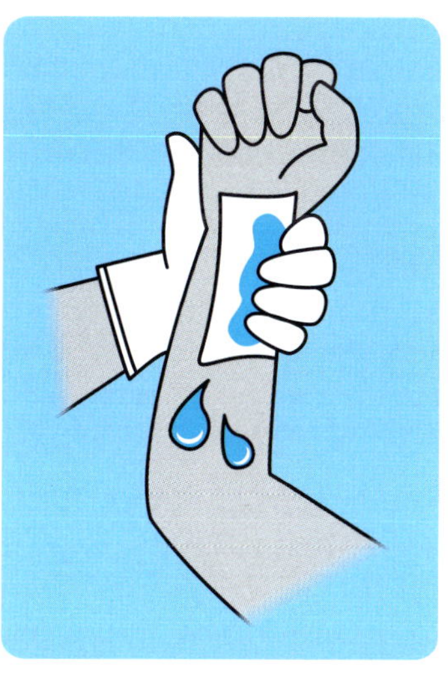

Notfall Schock „Schwimmen“

Kurzvorstellung und Inhalt

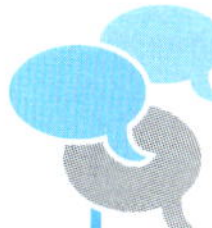

Die Lernenden wiederholen mit 3–4 Spielern pro Spielgruppe verschiedene Schocknotfallsituationen.

Zielgruppe sind medizinische und pflegerische Schulformen, wobei die Tiefe der im Spiel verlangten Erläuterungen vom Unterrichtsinhalt abhängt.

Folgende Lerninhalte werden vorausgesetzt: Volumenmangelschock, kardiogener Schock und anaphylaktischer Schock mit entsprechenden Symptomen, Ursachen, Gefahren, Sofortmaßnahmen, assistierenden Maßnahmen und speziellen Hinweisen

Materialienbox

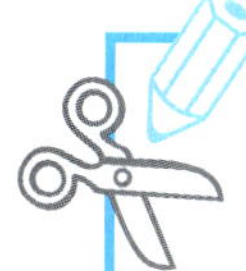

- M1 Spielregeln (einmal pro Spielgruppe)
- M2–M4 Spielkarten (1 komplettes Kartenspiel pro Spielgruppe)
- M5 Rückseite Spielkarten

Zusatzmaterial

- 1–2 Scheren pro Spielgruppe, falls die Spielkarten nicht vom Lehrer vorbereitet sind

Spielanleitung und didaktische Hinweise

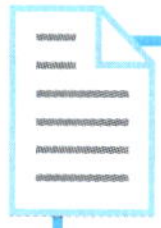

Die Klasse wird in homogene Kleingruppen mit drei bis vier Schülern aufgeteilt. Jede Gruppe erhält eine Kopie der Spielregeln und ein komplettes Kartenspiel. Das Kartenspiel ersetzt die typischen Farben wie Herz, Karo, Pik oder Kreuz durch die Schocknotfallsituationen, wie z. B. Volumenmangelschock (VS) usw. Der Wert der Karten wird außer bei der Sieben und der Acht zusätzlich durch Kriterien zu den Notfallsituationen (z. B. Ursache, Sofortmaßnahmen, …) ergänzt bzw. ersetzt. Der Spielverlauf ergibt sich aus den Spielregeln (M1). Achten Sie darauf, dass die Spielregeln in jeder Gruppe langsam und deutlich vorgelesen werden. Verständnisschwierigkeiten können anschließend im Plenum oder während des Spielens in den Gruppen geklärt werden.

Bei leistungsstarken Klassen kann ein Schüler pro Gruppe mit einer tabellarischen Übersicht die Qualität der Erläuterungen überprüfen. Alternativ können Sie auch in sich heterogene Spielgruppen bilden, wobei ein starker Schüler in jeder Gruppe den Lernzuwachs gewährleistet. Durch das Entfernen der Spielkarten „7“ und „8“ wird der reine Spielanteil reduziert und verhindert, dass ein Spieler ohne Fachwissen gewinnen kann. Eine Differenzierung kann durchgeführt werden, indem Sie unterschiedlich starken Spielgruppen einen unterschiedlich hohen Spielanteil ermöglichen.

Weitere Hinweise und Tipps

- Die **Spieldauer** beträgt ca. 45 Minuten.
- Wenn die Spielkarten je Spielkartensatz auf **farblich unterschiedlichem Papier** fotokopiert sind, lassen sich die Spiele leicht sortieren.
- Bei Bedarf können Sie die drei „Leben“ jedes Spielers durch Spielsteine visualisieren.
- Zur parallelen Wiederholung **verschiedener Notfallsituationen** finden Sie in diesem Buch weitere Spielvarianten mit Notfallsituationen:
  - Notfall „Blutung“ – Schwimmen (S. 149)
  - Notfall „Schmerz“ – 17 und 4 (S. 139)
  - Notfall „Bewusstseinstörung“ – UNO (S. 173)
  - Notfall „Atemnot“ – UNO (S. 165)

  Idee:
  Eröffnen Sie ein „Notfall-Casino“ mit unterschiedlichen Themen/Spielen an unterschiedlichen Tischen.

Eigene Notizen

Spielregeln

Das Spiel orientiert sich an dem Gesellschaftsspiel „Schwimmen“. Jede Spielgruppe erhält ein Kartenspiel mit 24 Spielkarten. Gespielt wird im Uhrzeigersinn, es gibt zuerst der Spieler mit dem weitesten Schulweg. Ziel des Spieles ist es, eine Kartenkombination mit möglichst vielen Punkten auf der Hand zu halten. Zu Spielbeginn hat jeder Spieler **drei Leben**. Es gelten die **Abkürzungen** VS (Volumenmangelschock), KS (kardiogener Schock) und AS (anaphylaktischer Schock).

1. **Verteilen der Karten:** Der Geber teilt jedem Mitspieler **drei Karten** zu, er selbst bekommt **zwei Stapel** mit jeweils drei Karten. Der Geber darf sich jetzt die Karten eines Stapels ansehen. Er entscheidet sich entweder dafür, mit diesem Stapel zu spielen und legt den anderen **offen** in die Tischmitte **oder** er entscheidet sich für den zweiten Stapel und legt den von ihm eingesehenen in die Tischmitte. Die restlichen Karten werden vorerst zur Seite gelegt.

2. **Punktewertung:** Die Karten 7, 8, 9 und 10 werden entsprechend ihren Werten gezählt. Bube, Dame und König zählen zehn, ein Ass zählt elf Punkte. Punkte werden aber nur dann gezählt, wenn die Karten von einer Farbe sind (z. B. VS für Volumenmangelschock usw.) oder es sich um gleiche Karten handelt (z. B. zwei Könige). Drei gleiche Karten (z. B. drei Buben) zählen 30,5 Punkte. Das gilt nicht für die Karten 7 und 8, die immer entsprechend ihrer Werte gezählt werden. Drei Asse werden „Blitz“ genannt – hält ein Spieler so ein Blatt, deckt er seine Karten auf, das Spiel ist beendet und alle anderen Spieler verlieren ein Leben.

   Zwei weitere **Punktebeispiele**: Ein Spieler hält die Karten VS König, VS Bube und KS Dame. Nur die ersten beiden Karten passen zusammen (beide Volumenmangelschock), daher hätte der Spieler 20 Punkte. Wäre die dritte Karte eine VS 8, dann wäre der Wert seines Blattes 28 Punkte.

3. **Ablauf:** Der Spieler im Uhrzeigersinn nach dem Geber beginnt und hat folgende Möglichkeiten:

   a) Er **tauscht eine oder alle** drei Karten mit denen aus der Mitte. Karten, die er aus der Mitte nehmen möchte, muss er **vorher erläutern**. **Beispiel:** Ein Spieler nimmt aus der Mitte die Karte „VS Ass“. Alle Asse beinhalten eine Schocknotfallsituation, hier also einen Volumenmangelschock. Der Spieler muss, um tauschen zu dürfen, diese **Karte erläutern**. Beispiel: „Die Ursache ist ein hoher Flüssigkeitsverlust durch z. B. eine innere Blutung“. Ist die Erläuterung korrekt, ist der nächste Spieler an der Reihe. Ist die Erläuterung falsch, darf der Spieler nicht tauschen. Bevor der nächste Spieler dran ist, wird die richtige Lösung in der Gruppe geklärt.

   b) Er **„schiebt“**. In diesem Fall möchte er keine Karte tauschen. Der nächste Spieler ist an der Reihe. Schiebt einmal eine komplette Runde hintereinander, wird der Kartensatz in der Mitte durch drei neue Karten vom Stapel getauscht.

   c) Er **„klopft“** auf den Tisch. Alle Spieler nach ihm dürfen noch einmal tauschen (siehe 3a), danach ist das Spiel beendet und es werden die Punkte jedes Spielers gezählt. Der oder die Spieler mit den **wenigsten** Punkten verlieren ein Leben. Das Spiel ist insgesamt vorbei, wenn ein Spieler kein Leben mehr hat.

Spielkarten Notfall Schock „Schwimmen" (M2)

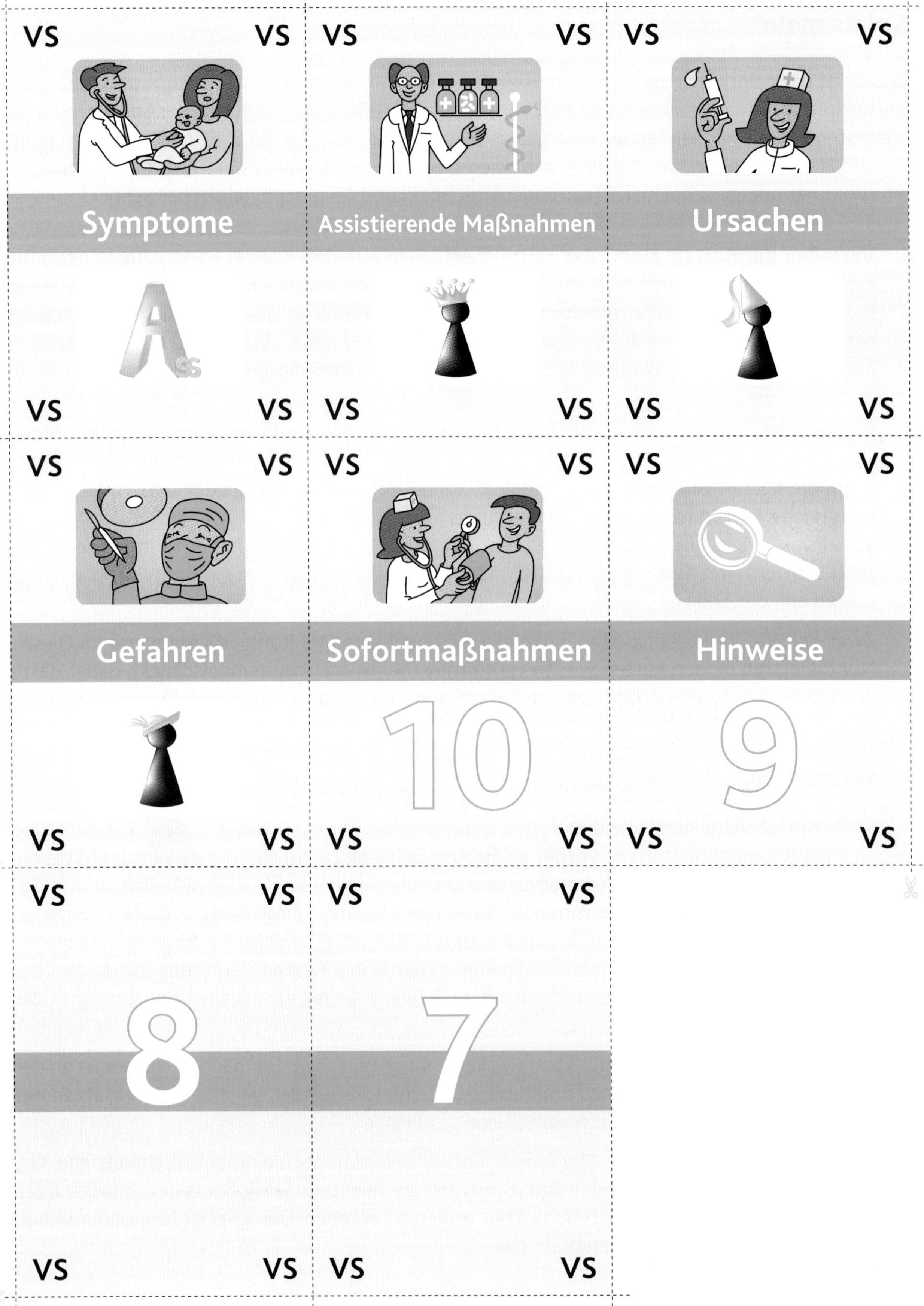

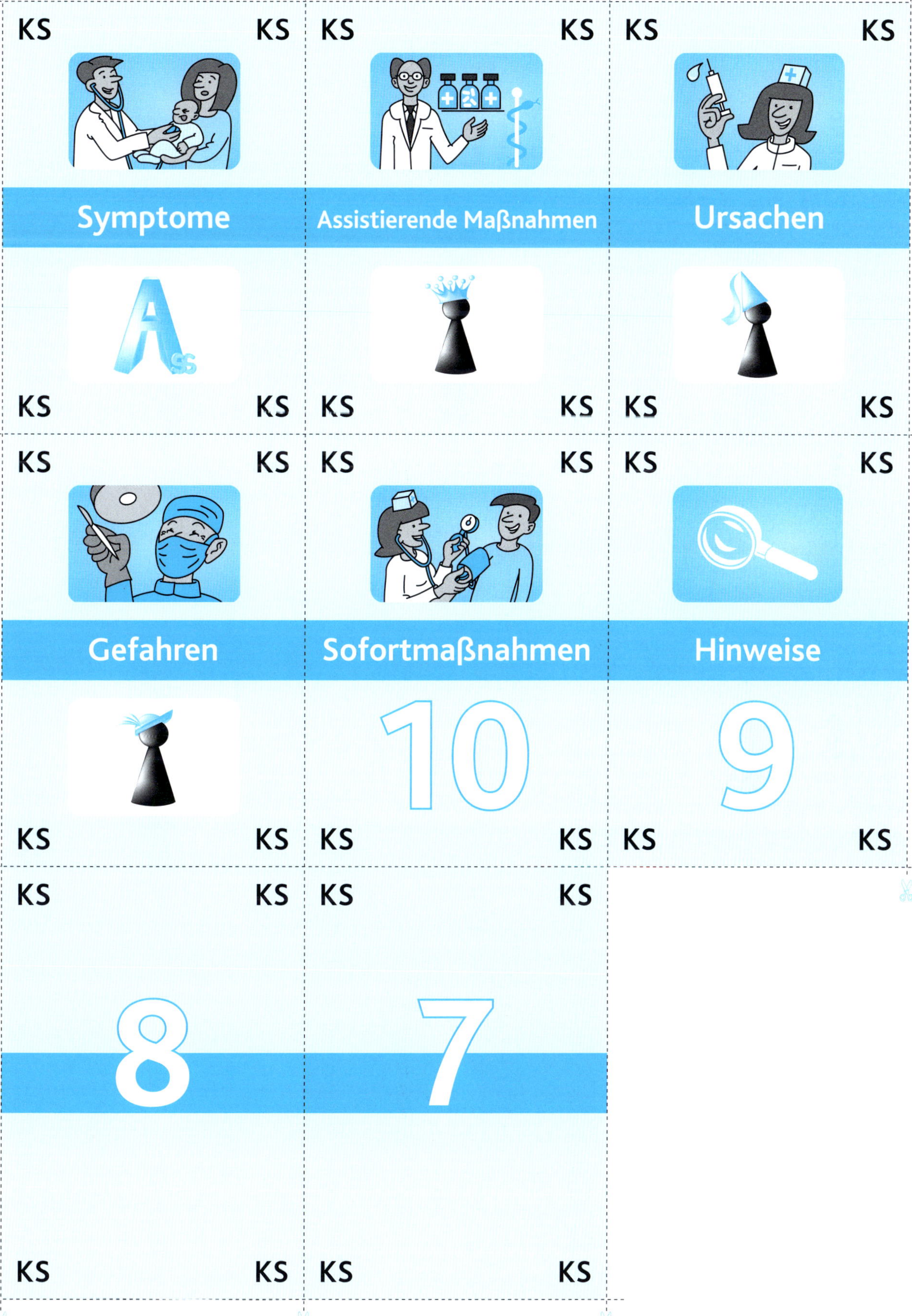
KS
Symptome
Assistierende Maßnahmen
Ursachen
Gefahren
Sofortmaßnahmen
Hinweise
10
9
8
7

Spielkarten Notfall Schock „Schwimmen" (M4)

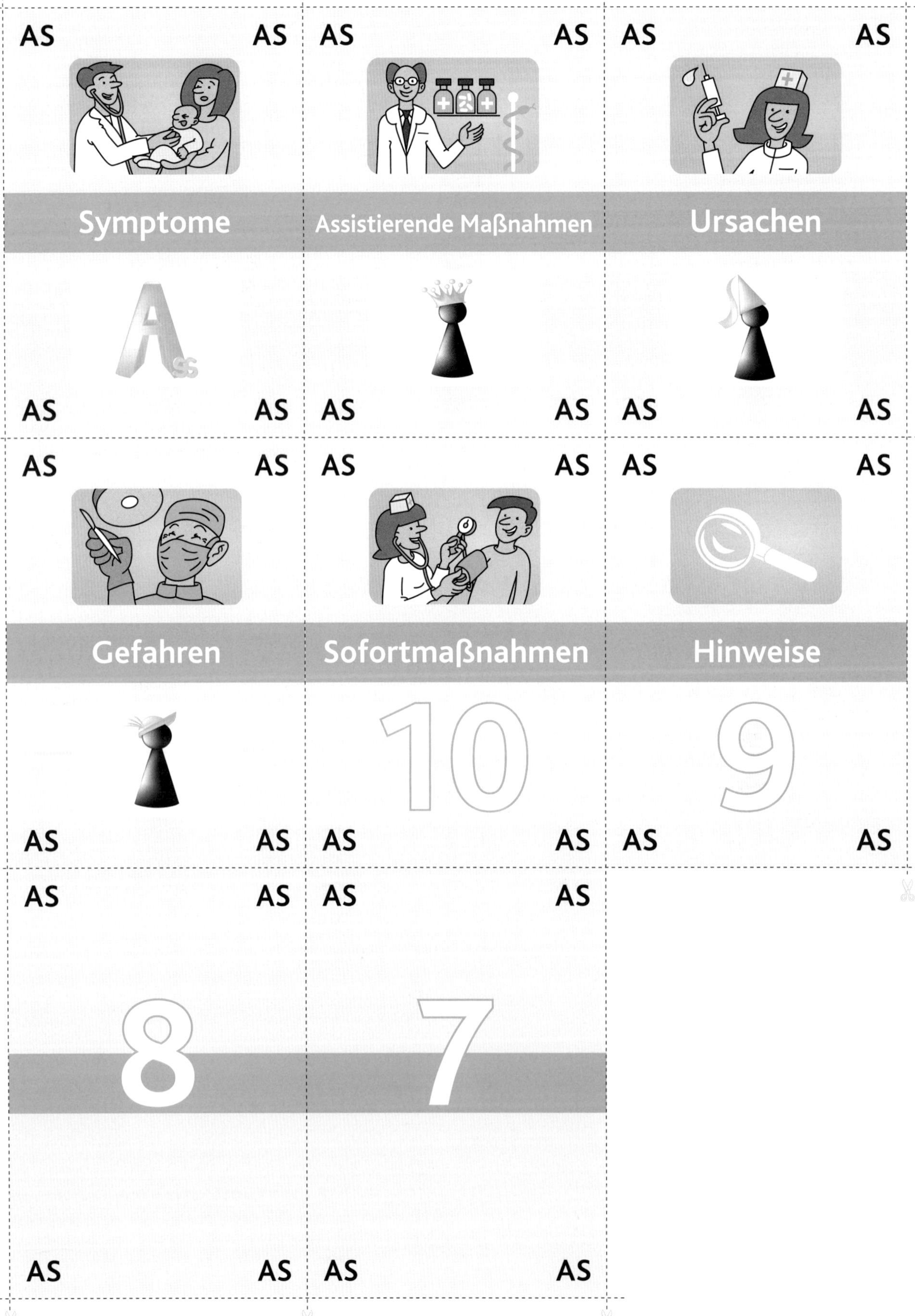

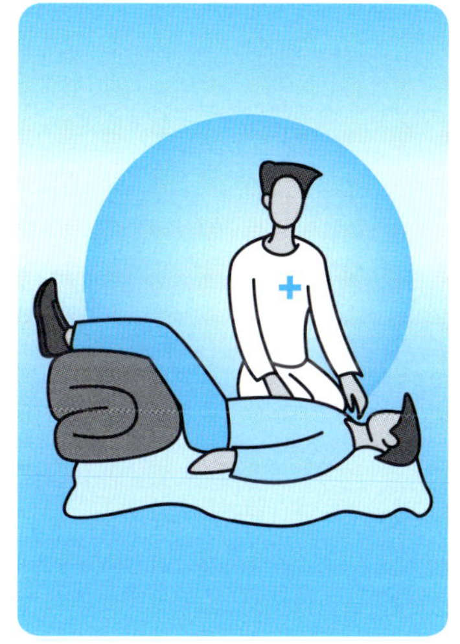
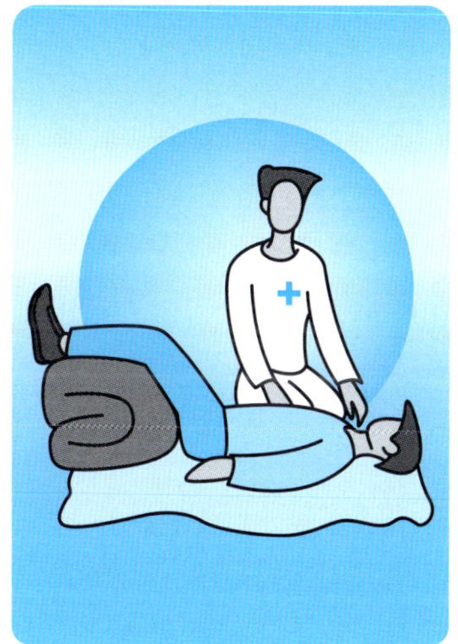
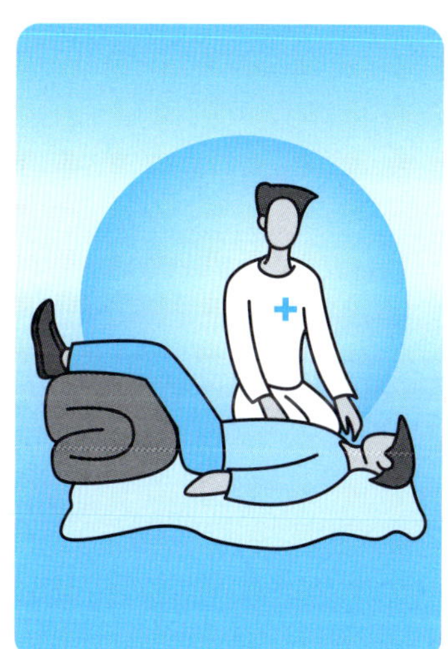
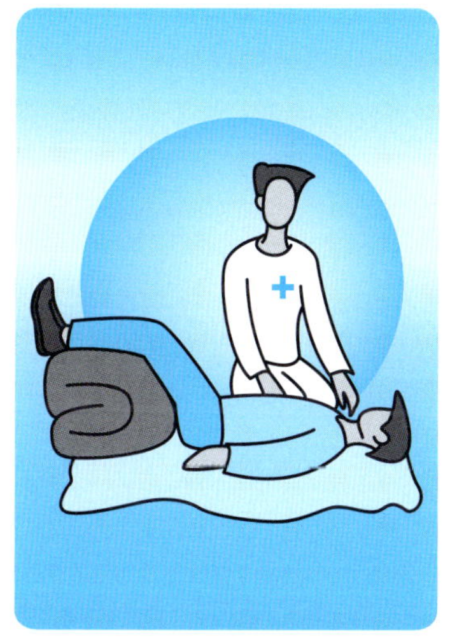
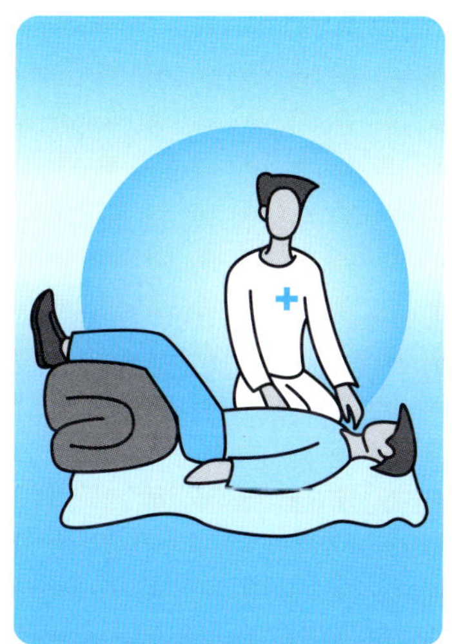
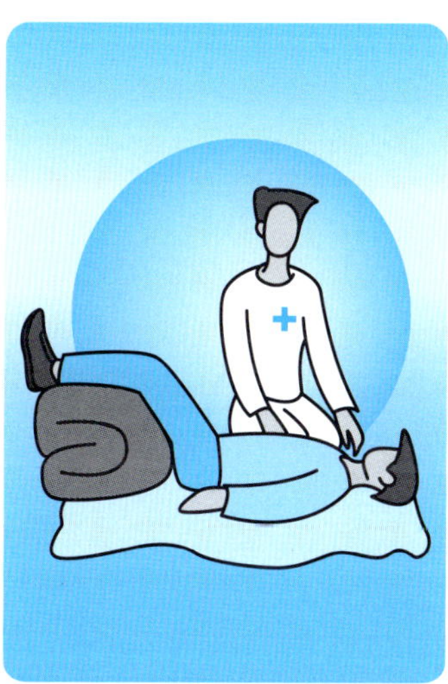
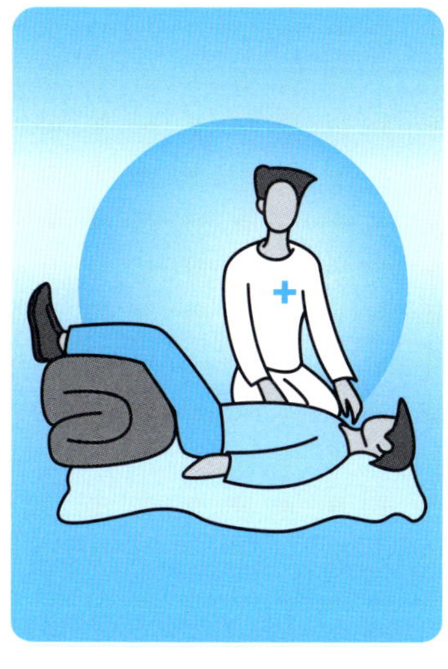
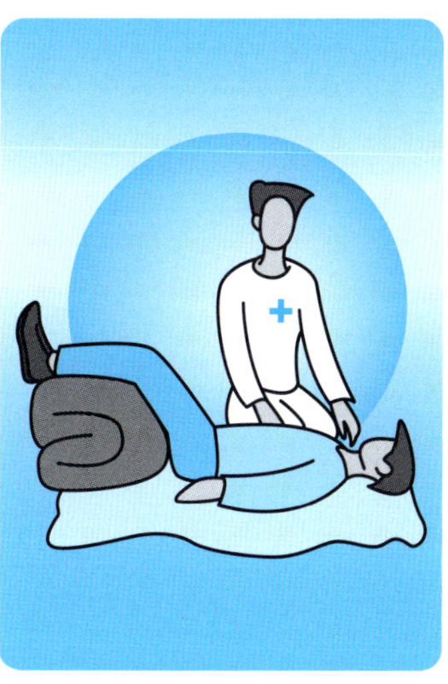

Kurzvorstellung und Inhalt

Die Lernenden wiederholen mit 3–4 Spielern pro Spielgruppe verschiedene Notfallsituationen mit Atemnot.

Zielgruppe sind medizinische und pflegerische Schulformen, wobei die Tiefe der im Spiel verlangten Begründungen vom Unterrichtsinhalt abhängt.

Folgende **Lerninhalte** werden vorausgesetzt: Fremdkörper in den Atemwegen, Asthma bronchiale, akutes Lungenödem und Lungenembolie mit entsprechenden Symptomen, Ursachen, Gefahren, Sofortmaßnahmen, assistierenden Maßnahmen und speziellen Hinweisen.

Materialienbox

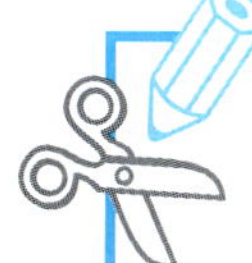

- M1 Spielregeln (einmal pro Spielgruppe)
- M2–M5 Spielkarten (1 komplettes Kartenspiel pro Spielgruppe)
- M6 Rückseite Spielkarten

Zusatzmaterial

- 1–2 Scheren pro Spielgruppe, falls die Spielkarten nicht vom Lehrer vorbereitet sind

Spielanleitung und didaktische Hinweise

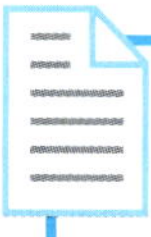

Die Klasse wird in Kleingruppen mit drei bis vier Spielern aufgeteilt. Jede Gruppe erhält die Spielregeln und einen Satz Spielkarten. Jedes Gruppenmitglied erhält fünf Karten. Der Rest wird verdeckt auf einen Stapel und die oberste Karte offen daneben gelegt (Ablagestapel).

Ziel ist es, alle Karten so schnell wie möglich abzulegen. Dabei muss man immer eine Karte spielen, die vom Wert (Symptome, Ursache …) oder von der Farbe (Asthma bronchiale (AB), …) der obersten Karte des Ablagestapels entspricht. Dabei werden die Karten nicht nur abgelegt, sondern die Inhalte der abgelegten Karte vom entsprechenden Spieler auch erklärt. Beispiel zum Thema akutes Lungenödem: Auf dem Ablagestapel liegt offen die Karte „AB – Symptome". Der Spieler bedient mit „AL – Symptome" und sagt beispielsweise: „Bei einem akuten Lungenödem zeigt der Patient eine zunehmende Atemnot, Tachypnoe, Zyanose …".

Bei starken Gruppen beurteilen die Schüler die Korrektheit der Antwort. Bei lernschwächeren Klassen kann ein Schüler mithilfe der im Unterricht erarbeiteten Informationsunterlagen eine Schiedsrichterfunktion übernehmen. Ist die Antwort richtig folgt der nächste Schüler. Ist eine Antwort falsch oder es wird nicht geantwortet, muss der Schüler zwei Karten ziehen, bevor der nächste Schüler an der Reihe ist. Die Regeln belohnen auf diese Weise Wissen bzw. erschweren einen Sieg ohne Wissen.

Weitere Hinweise und Tipps

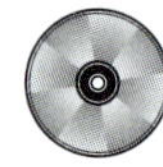

- Die **Spieldauer** beträgt ca. 30 bis 45 Minuten.
- Sie können mit der beiliegenden **Daten-CD** die Spielkarten verändern.
- Wenn die Spielkarten je Spielkartensatz auf **farblich unterschiedlichem Papier** fotokopiert sind, lassen sich die Spiele leicht sortieren.
- Der **Spielanteil** kann **gesenkt** werden, indem beispielsweise die „7en“ und „8en“ aus dem Spiel entfernt werden.
- Die **Spielgruppengröße** kann optional auch auf 2 bis 5 Spieler verändert werden.
- Zur parallelen Wiederholung **verschiedener Notfallsituationen** finden Sie in diesem Buch weitere Spielvarianten mit Notfallsituationen:
  - Notfall „Schock“ – Schwimmen (S. 157)
  - Notfall „Blutung“ – Schwimmen (S. 149)
  - Notfall „Schmerz“ – 17 und 4 (S. 139)
  - Notfall „Bewusstseinstörung“ – UNO (S. 173)

  Idee:
  Eröffnen Sie ein „Notfall-Casino“ mit unterschiedlichen Themen/Spielen an unterschiedlichen Tischen.

Eigene Notizen

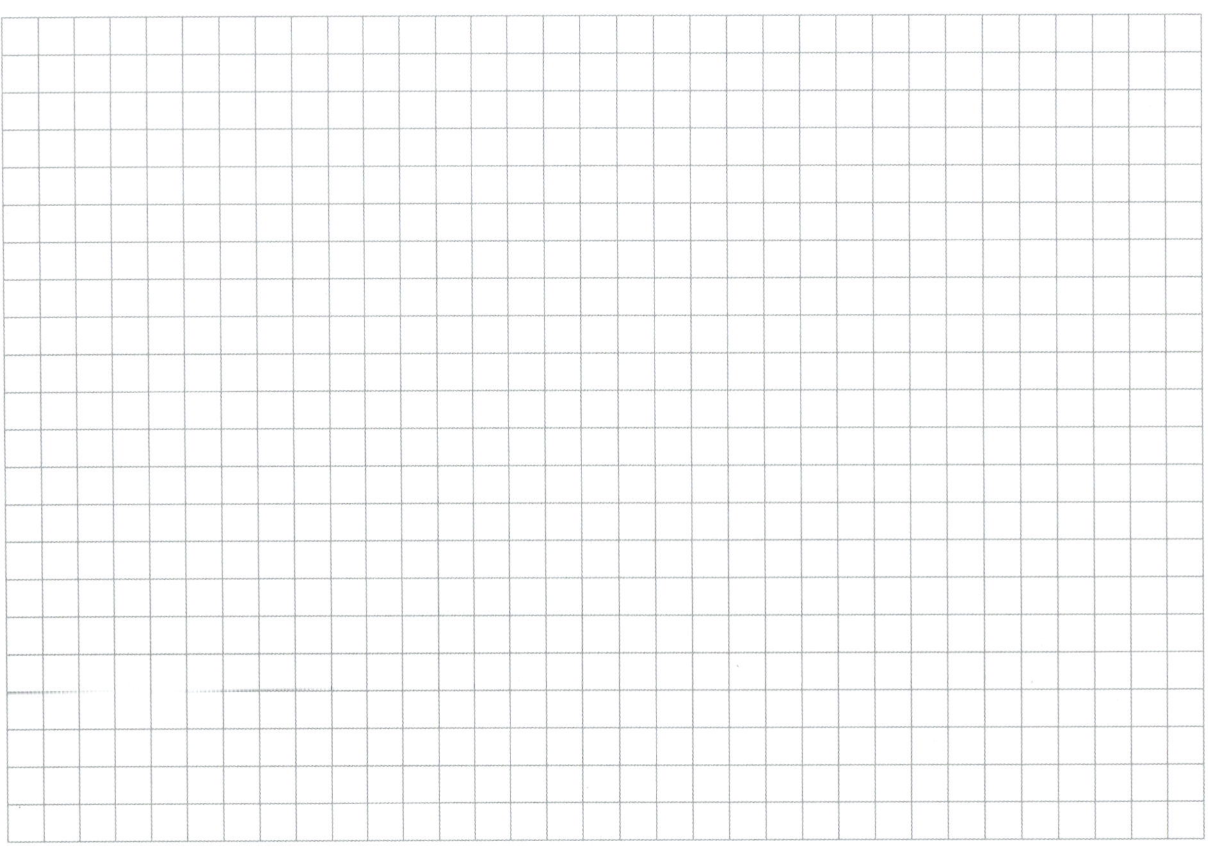

Spielregeln Notfall Atemnot „UNO" (M1)

Spielregeln

Einleitung: Dieses Spiel orientiert sich am Gesellschaftsspiel UNO. Es nehmen pro Gruppe 3–4 Spieler teil. Jede Gruppe erhält ein Kartenspiel mit 38 Spielkarten. Der jüngste Mitspieler mischt die Karten, teilt jedem Gruppenmitglied fünf Karten zu und legt den Rest der Karten verdeckt auf einen Stapel in die Tischmitte. Die oberste Karte des Stapels wird offen daneben gelegt (Ablagestapel). Ziel ist es, alle seine Karten so schnell wie möglich abzulegen. Die Spielrichtung ist der Uhrzeigersinn.

Durchführung: Der Spieler nach dem Geber beginnt. Es muss eine Karte gespielt werden, die vom Wert (Symptome, Ursache, ...) oder von der Farbe (Akutes Lungenödem, ...) zu der offenen Karte in der Tischmitte (Ablagestapel) passt. Diese Karte muss aber nicht nur abgelegt, sondern die Inhalte der abgelegten Karte vom entsprechenden Spieler auch erklärt werden. Folgende **Abkürzungen** werden im Spiel verwendet: Fremdkörper in den Atemwegen (FA), Asthma bronchiale (AB), akutes Lungenödem (AL) und Lungenembolie (LE).
Hier ein **Beispiel**: Auf dem Ablagestapel liegt offen die Karte „AB – Symptome". Der Spieler bedient mit „AL – Symptome" und sagt: „Bei einem akuten Lungenödem zeigt der Patient zunehmende Atemnot, Tachypnoe, Zyanose ..."

Folgende **Regeln** sind weiterhin zu beachten:

- ✓ Ist eine Antwort falsch oder es wird gar nicht geantwortet, zieht der Spieler zwei Karten und es ist der Nächste an der Reihe.
- ✓ Wird eine Sieben gelegt, muss der Folgespieler zwei Karten aufnehmen, ohne eine Karte ablegen zu dürfen. Kann er allerdings mit einer weiteren Sieben kontern muss der Nächste vier Karten aufnehmen usw.
- ✓ Kann ein Spieler nicht bedienen, nimmt er sich eine Karte vom verdeckten Stapel und gibt das Spiel an den Nachfolger weiter.
- ✓ Achten zwingen den nächsten Spieler eine Runde auszusetzen, also keine Karte spielen zu dürfen.
- ✓ Mit dem Joker kann man alles bedienen und sich vom folgenden Spieler eine Farbe (Asthma bronchiale, Lungenembolie, usw.) wünschen.
- ✓ Gewonnen hat, wer als erster keine Karten mehr auf der Hand hat.

TIPP: Notieren Sie sich unklare Inhalte. So können Sie später gezielt unklare Inhalte nachlernen. Noch besser ist es natürlich, wenn Ihre Gruppe falsche Aussagen während des Spieles klärt und Sie alle voneinander profitieren!
Ein Spieler Ihrer Gruppe ist sehr schnell fertig? Die anderen spielen einfach weiter oder Sie beginnen von vorn. Viel Spaß! Es gewinnt das Team mit den meisten Punkten.

Spielkarten Notfall Atemnot „UNO“ (M2)

FA

Symptome

FA

FA

Ursache

FA

FA

Gefahren

FA

FA

Sofortmaßnahmen

FA

FA

Assistierende Maßnahmen

FA

FA

Hinweise

FA

FA

7

FA

FA

8

FA

FA

JOKER

FA

Spielkarten Notfall Atemnot „UNO" (M3)

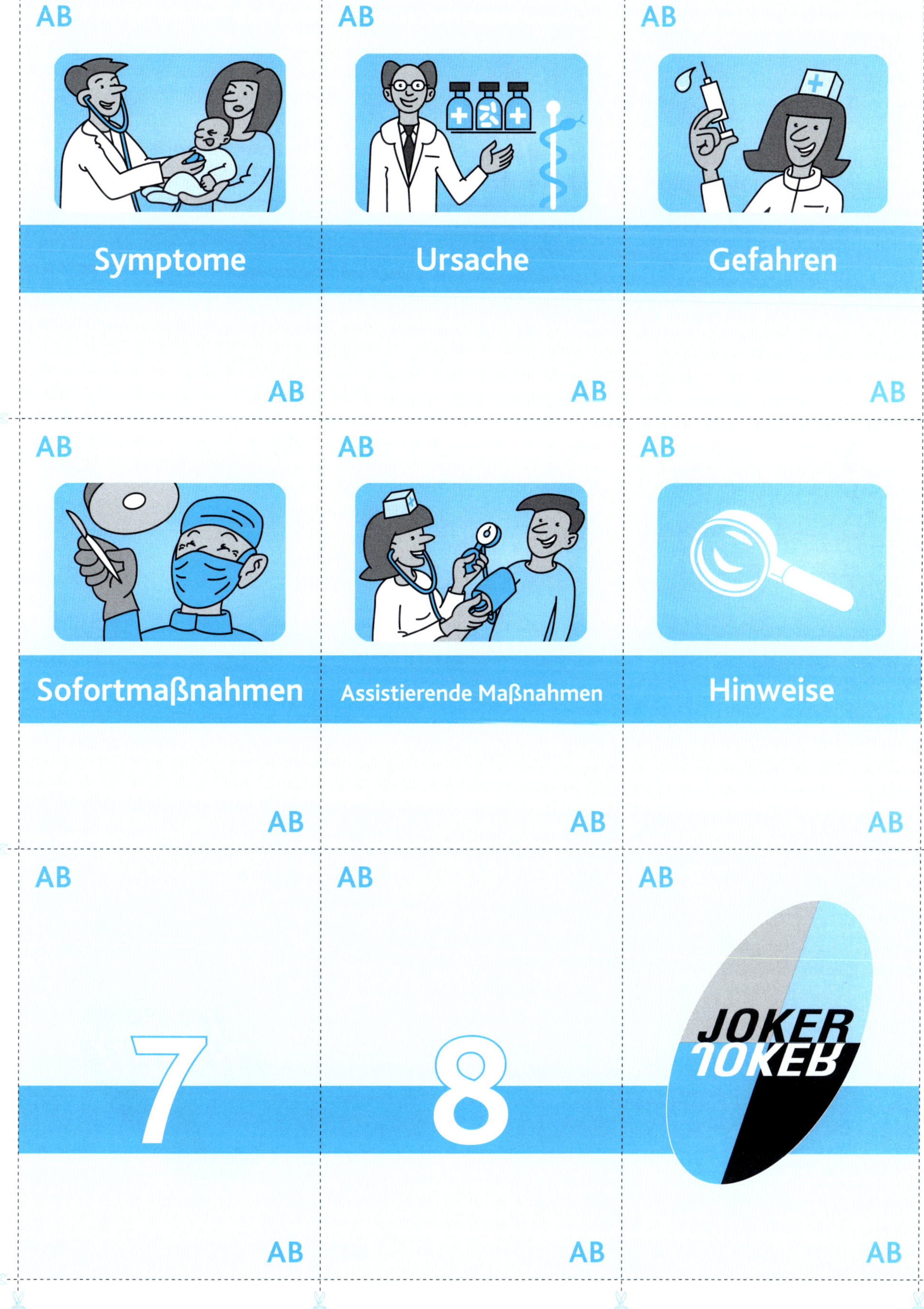

Spielkarten Notfall Atemnot „UNO“ (M4)

AL

Symptome

AL

AL

Ursache

AL

AL

Gefahren

AL

AL

Sofortmaßnahmen

AL

AL

Assistierende Maßnahmen

AL

AL

Hinweise

AL

AL

7

AL

AL

8

AL

AL

JOKER

JOKER

AL

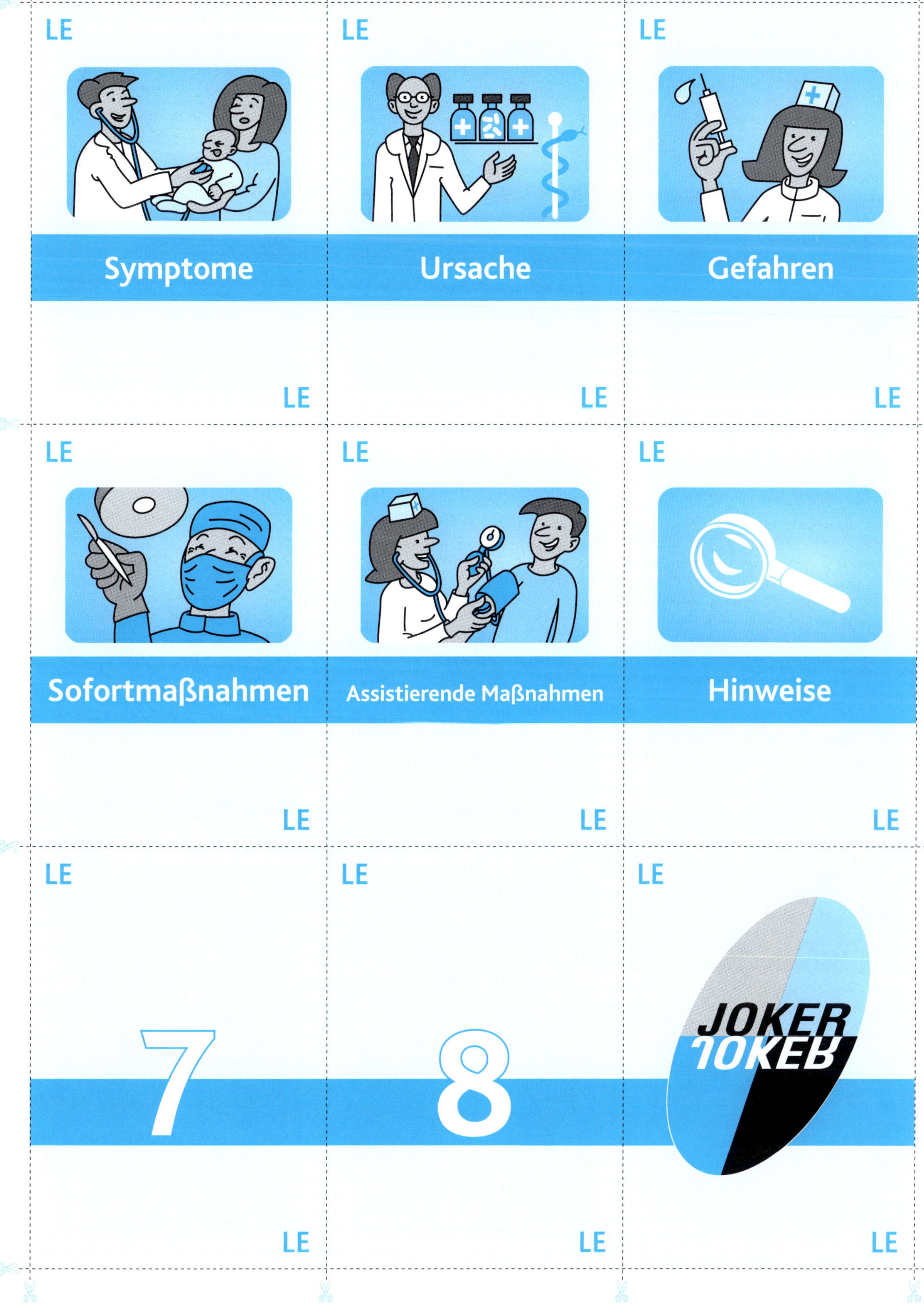
LE
Symptome
LE
LE
Ursache
LE
LE
Gefahren
LE
LE
Sofortmaßnahmen
LE
LE
Assistierende Maßnahmen
LE
LE
Hinweise
LE
LE
7
LE
LE
8
LE
LE
JOKER
JOKER
LE

Rückseite Notfall Atemnot „UNO" (M6)

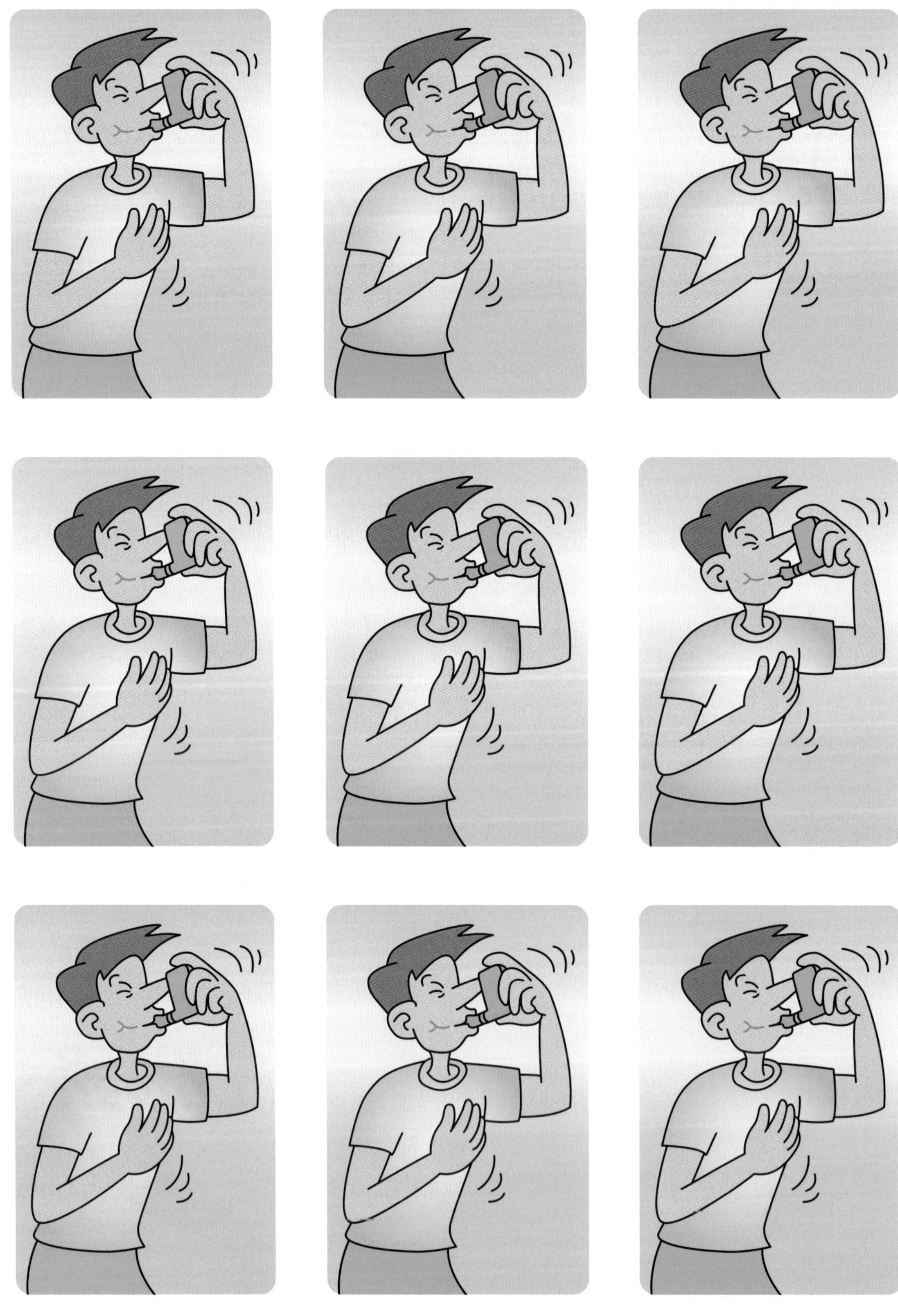

Kurzvorstellung und Inhalt

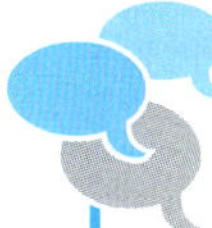

Die Lernenden wiederholen mit 3–4 Spielern pro Spielgruppe verschiedene Notfallsituationen mit Bewusstseinsstörungen.

Zielgruppe sind medizinische und pflegerische Schulformen, wobei die Tiefe der im Spiel verlangten Begründungen vom Unterrichtsinhalt abhängt.

Folgende **Lerninhalte** werden vorausgesetzt: Synkope, großer epileptischer Anfall, Fieberkrampf bei Säuglingen und Kleinkindern und Hypoglykämie mit entsprechenden Symptomen, Ursachen, Gefahren, Sofortmaßnahmen, assistierenden Maßnahmen und speziellen Hinweisen.

Materialienbox

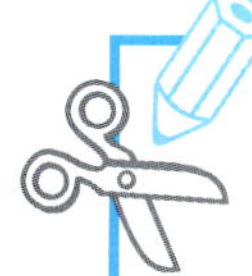

- M1 Spielregeln (einmal pro Spielgruppe)
- M2–M6 Spielkarten (1 komplettes Kartenspiel pro Spielgruppe)
- M7 Rückseite Spielkarten

Zusatzmaterial

- 1–2 Scheren pro Spielgruppe, falls die Spielkarten nicht vom Lehrer vorbereitet sind

Spielanleitung und didaktische Hinweise

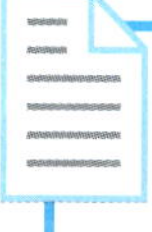

Die Klasse wird in Kleingruppen mit drei bis vier Spielern aufgeteilt. Jede Gruppe erhält die Spielregeln und einen Satz Spielkarten. Jedes Gruppenmitglied erhält fünf Karten. Der Rest wird verdeckt auf einen Stapel und die oberste Karte offen daneben gelegt (Ablagestapel).

Ziel ist es, alle Karten so schnell wie möglich abzulegen. Dabei muss man immer eine Karte spielen, die vom Wert (Symptome, Ursache ...) oder von der Farbe (Synkope (SK), ...) der obersten Karte des Ablagestapels entspricht. Dabei werden die Karten nicht nur abgelegt, sondern die Inhalte der abgelegten Karte vom entsprechenden Spieler auch erklärt. Beispiel zum Thema Hypoglykämie: Auf dem Ablagestapel liegt offen die Karte „SK – Symptome". Der Spieler bedient mit „HK – Symptome" und sagt beispielsweise: „Bei einer Hypoglykämie ist der Blutzuckerwert unter 50 mg/dl."

Bei starken Gruppen beurteilen die Schüler die Korrektheit der Antwort. Bei lernschwächeren Klassen kann ein Gruppenmitglied mithilfe der im Unterricht erarbeiteten Informationsunterlagen eine Schiedsrichterfunktion übernehmen. Ist die Antwort richtig folgt der nächste Schüler. Ist eine Antwort falsch oder es wird nicht geantwortet, muss der Schüler zwei Karten ziehen, bevor der nächste Schüler an der Reihe ist. Die Regeln belohnen auf diese Weise Wissen bzw. erschweren einen Sieg ohne Wissen.

Notfall Bewusstseinsstörung „UNO“

Weitere Hinweise und Tipps

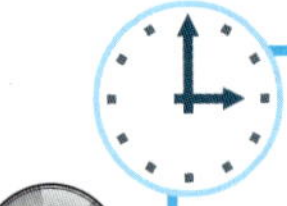

- Die **Spieldauer** beträgt ca. 30 bis 45 Minuten.
- Sie können mit der beiliegenden **Daten-CD** die Spielkarten verändern.
- Wenn die Spielkarten je Spielkartensatz auf **farblich unterschiedlichem Papier** fotokopiert sind, lassen sich die Spiele leicht sortieren.
- Der **Spielanteil** kann **gesenkt** werden, indem beispielsweise die „7en“ und „8en“ aus dem Spiel entfernt werden.
- Die **Spielgruppengröße** kann optional auch auf 2 bis 5 Spieler verändert werden.
- Zur parallelen Wiederholung **verschiedener Notfallsituationen** finden Sie in diesem Buch weitere Spielvarianten mit Notfallsituationen:
  - Notfall „Schock“ – Schwimmen (S. 157)
  - Notfall „Blutung“ – Schwimmen (S. 149)
  - Notfall „Schmerz“ – 17 und 4 (S. 139)
  - Notfall „Atemnot“ – UNO (S. 165)

  Idee:
  Eröffnen Sie ein „Notfall-Casino“ mit unterschiedlichen Themen/Spielen an unterschiedlichen Tischen.

Eigene Notizen

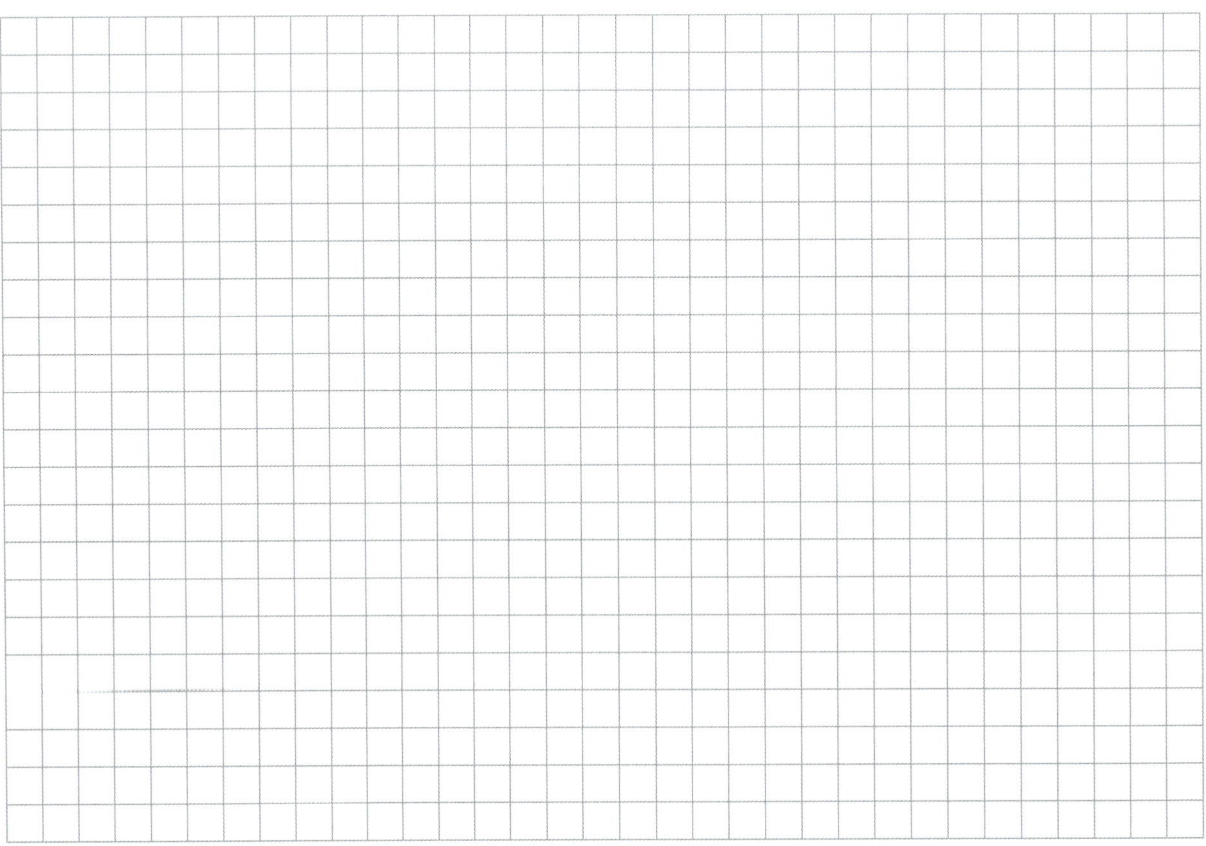

Spielregeln

Einleitung: Dieses Spiel orientiert sich am Gesellschaftsspiel UNO. Es nehmen pro Gruppe 3–4 Spieler teil. Jede Gruppe erhält ein Kartenspiel mit 38 Spielkarten. Der jüngste Mitspieler mischt die Karten, teilt jedem Gruppenmitglied fünf Karten zu und legt den Rest der Karten verdeckt auf einen Stapel in die Tischmitte. Die oberste Karte des Stapels wird offen daneben gelegt (Ablagestapel). Ziel ist es, alle seine Karten so schnell wie möglich abzulegen. Die Spielrichtung ist der Uhrzeigersinn.

Durchführung: Der Spieler nach dem Geber beginnt. Es muss eine Karte gespielt werden, die vom Wert (Symptome, Ursache, ...) oder von der Farbe (Synkope, ...) zu der offenen Karte in der Tischmitte (Ablagestapel) passt. Diese Karte muss aber nicht nur abgelegt, sondern die Inhalte der abgelegten Karte vom entsprechenden Spieler auch erklärt werden. Folgende **Abkürzungen** werden im Spiel verwendet: Synkope (SK), großer epileptischer Anfall (EA), Fieberkrampf bei Säuglingen und Kleinkindern (FK), Hypoglykämie (HK).

Hier ein **Beispiel**: Auf dem Ablagestapel liegt offen die Karte „Synkope – Symptome". Der Spieler bedient mit „Hypoglykämie – Symptome" und sagt: „Bei einer Hypoglykämie liegt der Blutzuckerwert unter 50 mg/dl."

Folgende **Regeln** sind weiterhin zu beachten:

- ✓ Ist eine Antwort falsch oder es wird gar nicht geantwortet, zieht der Spieler zwei Karten und es ist der Nächste an der Reihe.
- ✓ Kann ein Spieler nicht bedienen, nimmt er sich eine Karte vom verdeckten Stapel und gibt das Spiel an den Nachfolger weiter.
- ✓ Wird eine Sieben gelegt, muss der Folgespieler zwei Karten aufnehmen, ohne eine Karte ablegen zu dürfen. Kann er allerdings mit einer weiteren Sieben kontern muss der Nächste vier Karten aufnehmen usw.
- ✓ Achten zwingen den nächsten Spieler eine Runde auszusetzen, also keine Karte spielen zu dürfen.
- ✓ Mit dem Joker kann man alles bedienen und sich vom folgenden Spieler eine Farbe (Synkope, Hypoglykämie, usw.) wünschen.
- ✓ Gewonnen hat, wer als erster keine Karten mehr auf der Hand hat.

TIPP: Notieren Sie sich unklare Inhalte. So können Sie später gezielt unklare Inhalte nachlernen. Noch besser ist es natürlich, wenn Ihre Gruppe falsche Aussagen während des Spieles klärt und Sie alle voneinander profitieren!

Einer Ihrer Gruppe ist sehr schnell fertig? Die anderen spielen einfach weiter oder Sie beginnen von vorn. Viel Spaß!

Spielkarten Notfall Bewusstseinsstörung „UNO" (M2)

SK

Symptome

SK

SK

Ursache

SK

SK

Gefahren

SK

SK

Sofortmaßnahmen

SK

SK

Assistierende Maßnahmen

SK

SK

Hinweise

SK

SK

7

SK

SK

8

SK

SK

JOKER

SK

Spielkarten Notfall Bewusstseinsstörung „UNO" (M3)

EA Symptome EA	EA Ursache EA	EA Gefahren EA
EA Sofortmaßnahmen EA	EA Assistierende Maßnahmen EA	EA Hinweise EA
EA 7 EA	EA 8 EA	EA JOKER EA

Spielkarten Notfall Bewusstseinsstörung „UNO“ (M4)

FK

Symptome

FK

FK

Ursache

FK

FK

Gefahren

FK

FK

Sofortmaßnahmen

FK

FK

Assistierende Maßnahmen

FK

FK

Hinweise

FK

FK

7

FK

FK

8

FK

FK

JOKER

JOKER

FK

HK

Symptome

HK

HK

Ursache

HK

HK

Gefahren

HK

HK

Sofortmaßnahmen

HK

HK

Assistierende Maßnahmen

HK

HK

Hinweise

HK

HK

7

HK

HK

8

HK

HK

JOKER

JOKER

HK

Rückseite Notfall Bewusstseinsstörung „UNO“ (M6)

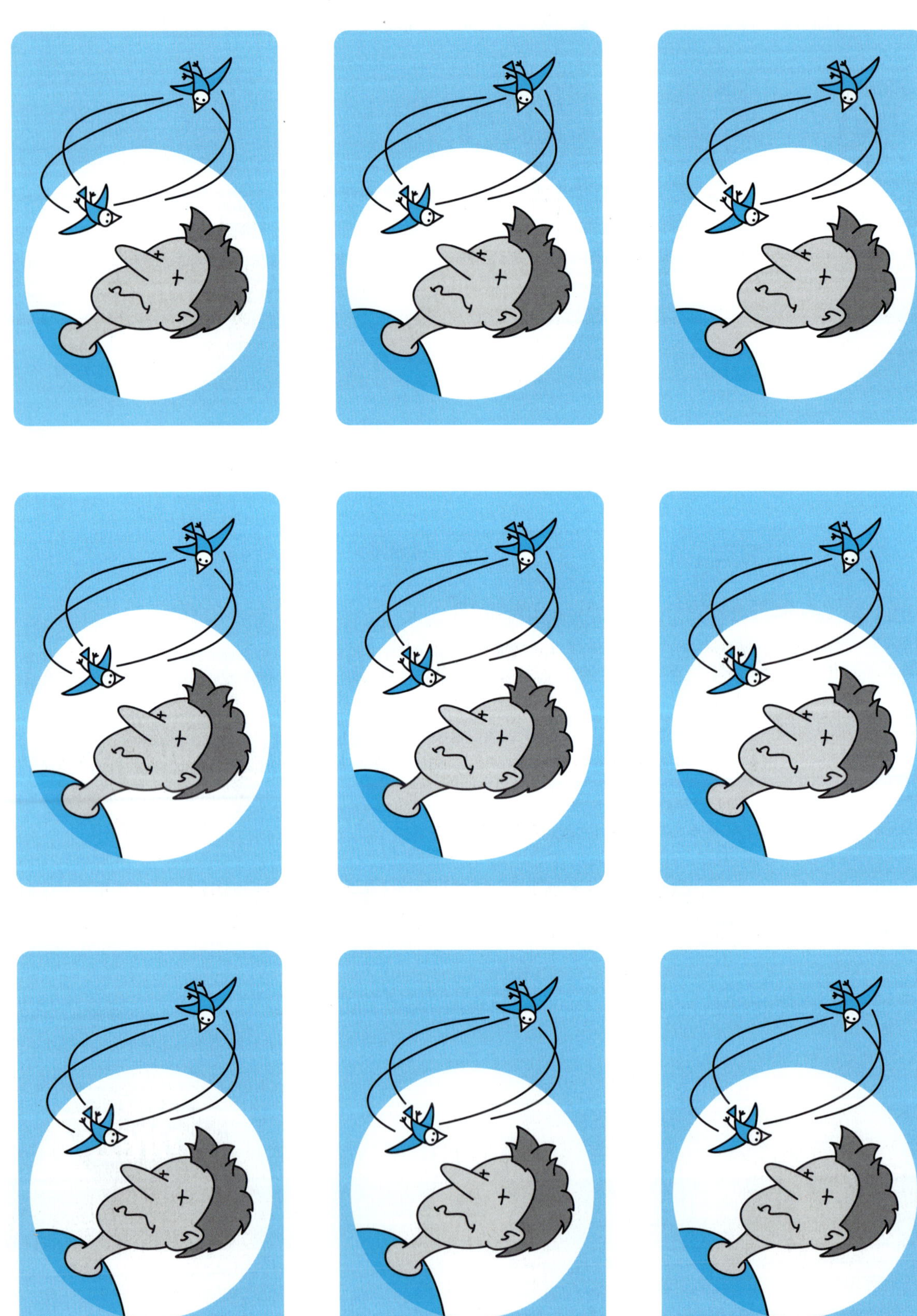